Sandra Neumann

Lippen-Kiefer-Gaumen-Segel-Spalten
(LKGS-Spalten)

W0012123

Für Michi,
ohne deren Zeichnungen dieser Ratgeber
nur halb so schön geworden wäre.
Let your soul be your pilot ...
Für immer deine Freundin!
Sandra

Die Autorin

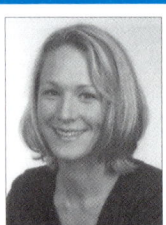

Sandra Neumann
ist Diplom-Sprachheilpädagogin und Mutter einer Tochter. Nach ihrem Studium arbeitete sie in dem ‚Rehabilitationszentrum für Menschen mit LKGS' des Universitätsklinikums Charité in Berlin. Sie beschäftigt sich seit Jahren intensiv in Forschung und Praxis mit dem Bereich LKGS-Fehlbildung. Daneben ist sie Unterrichtsbeauftragte der Universität Köln und gibt Fortbildungen im Bereich LKGS-Fehlbildung bei Kindern.

Illustrationen

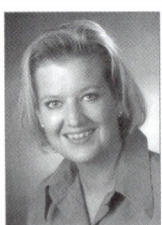

Michaela Greuel
war freie Grafikerin und starb im Januar 2006

Sandra Neumann

Lippen–Kiefer–Gaumen-Segel-Spalten (LKGS–Spalten)

Ein Ratgeber für Eltern

 Das Gesundheitsforum

Bibliografische Information der Deutschen Nationalbibliothek

Die Deutsche Nationalbibliothek verzeichnet diese Publikation in der Deutschen Nationalbibliografie; detaillierte bibliografische Daten sind im Internet über http://dnb.d-nb.de abrufbar.

Besuchen Sie uns im Internet: www.schulz-kirchner.de

2., überarb. Auflage 2007
1. Auflage 2002
ISBN 978-3-8248-0365-1
Alle Rechte vorbehalten
© Schulz-Kirchner Verlag GmbH, Idstein 2007
Illustrationen: Michaela Greuel
Lektorat: Doris Zimmermann
Umschlagentwurf und Layout: Petra Jeck, Rebecca Forst
Druck und Bindung: wd print + medien GmbH & Co. KG, Wetzlar
Printed in Germany

Inhaltsverzeichnis

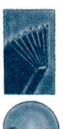

Hinweis:
Immer wenn Sie dieses Zeichen ( ) sehen, wird auf weiterführende Literatur hingewiesen. Diese Literaturtipps finden Sie auf der Seite 55 nach Themenschwerpunkten geordnet.

Vorwort zur Reihe

Die „Ratgeber für Angehörige, Betroffene und Fachleute" vermitteln kurz und prägnant grundlegende Kenntnisse (auf wissenschaftlicher Basis) und Hilfestellungen zu ausgewählten Themen aus den Bereichen Sprachtherapie, Ergotherapie und Medizin. Die Autor(inn)en der Reihe „Ratgeber" sind ausgewiesene Fachleute, die seit vielen Jahren in der Therapie, in der Beratung und in der Aus- und Weiterbildung tätig sind.

Angehörige von Menschen mit Stimm-, Sprech- und Sprachproblemen können durch eine bessere Kenntnis der Probleme oft entscheidend dazu beitragen, dass die Betroffenen trotz ihrer Probleme ein möglichst normales Leben führen können.

Betroffenen hilft ein Einblick in physiologische und medizinische Zusammenhänge oft dabei, Therapie-Methoden zu akzeptieren und/oder mit ihren Problemen und Sorgen besser umzugehen. Fachleuten aus benachbarten Disziplinen (z.B. aus der Pädagogik) helfen grundlegende Kenntnisse in den angesprochenen Bereichen oft, relevante Ratschläge und Hilfestellungen anzubieten, so dass Ratsuchende an die „richtige" Adresse gelangen.

Die „Ratgeber" des Schulz-Kirchner Verlages möchten dazu beitragen, dass Angehörige und Betroffene möglichst gut informiert werden. Aus diesem Grund enthält jeder Ratgeber einen Informationsteil mit aktuellen Adressen und weiterführenden Tipps und Hinweisen.

Im vorliegenden Band widmet sich eine erfahrene Therapeutin, Frau Sandra Neumann, einem vernachlässigten, aber dennoch sehr wichtigen Thema: den LKGS-Fehlbildungen. Die Eltern betroffener Kinder müssen sich mit einer Vielzahl von Problemen auseinander setzen, Entscheidungen treffen und sich im Dschungel der Disziplinen und Themen zurechtfinden. Wir hoffen, dass der vorliegende Ratgeber interessierten Eltern (sowie Angehörigen pädagogischer Berufe) hilfreiche und nachvollziehbare Informationen liefert.

Prof. Dr. Jürgen Tesak
Herausgeber

Einleitung

Liebe Eltern!

Zuerst möchte ich Sie zur Geburt Ihres Kindes (auch, wenn dies schon ein Weilchen zurückliegt) herzlich beglückwünschen. Sie oder er macht Ihnen sicherlich viel Freude und gibt Ihnen die Kraft, auch die anstrengenden Seiten des Alltags zu meistern.

Neben meinem Beruf als Sprachheilpädagogin bin ich selbst Mutter einer kleinen Tochter und weiß, wie viele Gedanken und Sorgen man sich über ihre (hoffentlich ungetrübte) Entwicklung macht.

Gerade wenn es um das Sprechen-Lernen geht, einem so wichtigen Bereich in unserem Alltag, der Austausch, Mitteilen von Bedürfnissen und soziale Bindungen bedeutet, ist man leicht verunsichert, ob alles „normal" verläuft.

Daher möchte ich Ihnen mit diesem Ratgeber einen Einblick in die Sprachentwicklung von Kindern geben und besonders Auffälligkeiten hervorheben, die ein Kind mit einer LKGS-Spalte aufweisen <u>kann</u>, aber nicht <u>muss</u>!

Dies ist ein ganz entscheidender Punkt: Ich möchte Sie sensibel für die möglichen Auswirkungen der LKGS-Spalte auf Ihr Kind machen und Probleme aufzeigen, die auftreten können. Lassen Sie sich aber durch die vielfältigen Probleme nicht entmutigen! Vielleicht treffen nur wenige Punkte oder gar keine auf Ihr Kind zu. Auf jeden Fall werden Sie nach der Lektüre in der Lage sein, LKGS-typische Auffälligkeiten beim Sprechen zu erkennen und Ihr Kind (auch vorsorglich) in seiner Sprachentwicklung zu fördern.

Der Ratgeber baut sich daher wie folgt auf:

Das erste Kapitel führt in das Thema LKGS-Spalten mit **grundlegenden Informationen** ein. Im zweiten Kapitel wird dargestellt, welche **Auswirkungen** LKGS-Spalten auf das Hören, das Schlucken, das Kieferwachstum und die Sprechmuskeln zeigen können. Das dritte Kapitel beschäftigt sich mit den eigentlichen **Problemen beim Sprechen** und in der Sprachentwicklung. Im vierten Kapitel wird dargestellt, **wie Sie Ihr Kind spielerisch in seiner Sprachentwicklung fördern** können. Zum Schluss folgen noch einige Hinweise auf **nützliche Adressen** und Veröffentlichungen.

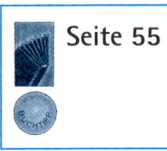 Seite 55

9

LKGS-Fehlbildung:
Was ist das eigentlich genau?

Lippen-Kiefer-Gaumen-Segel-Fehlbildungen entstehen zwischen der fünften und zwölften Schwangerschaftswoche. Die Ursache ist bei jedem einzelnen Kind meist nicht ausfindig zu machen, generell geht man aber von einer Kombination aus erblichen und Umweltfaktoren aus. Es können bis zu 100 verschiedene Formen der LKGS-Fehlbildungen auftreten, von Mikroformen wie der Lippenkerbe angefangen, über teilweise fehlgebildete und/oder mit Schleimhaut verdeckte Spalten bis hin zu vollständigen Fehlbildungen, wobei sie dabei auf einer Seite (meist linksseitig) oder beidseitig auftreten können. Jedes 500. Kind kommt mit einer LKGS-Fehlbildung auf die Welt. Gaumenfehlbildungen kommen nicht ganz so häufig vor, etwa bei einem Kind auf 1500 Geburten. Jungen sind doppelt so häufig von LKGS betroffen wie Mädchen, wobei diese dann eher eine Gaumenfehlbildung aufweisen.

Warum spricht man von einer „Fehlbildung" und nicht von einer „Spalte"?

Wenn man den Begriff ‚LKGS-Spalte' benutzt, sollte man wissen, dass es sich hierbei nicht nur um eine gespaltene Lippe, einen Knochen oder Muskulatur handelt. Die Lippe ist nicht nur einfach nicht zusammengewachsen und muss nur zusammengenäht werden, sondern sie ist in dem Sinne fehlgebildet, dass ihre Muskulatur an einer falschen Stelle ansetzt und anders verläuft, zu wenig Lippenrot vorhanden ist, oder kein Mundvorhof (Raum zwischen Lippe und Oberkiefer) vorliegt und die Lippe am Oberkiefer festgewachsen ist. So liegen bei jeder Spaltform weitere Fehlbildungen am Gewebe, Muskel oder Knochen vor. Wichtig ist hierbei eine genaue Diagnose der Fehlbildung für den behandelnden Chirurgen, denn nur wer genauestens diagnostiziert, kann auch die einzelnen Gewebeschichten zueinander gehörig verbinden.

Aus Vereinfachungsgründen werde ich in diesem Ratgeber jedoch den Begriff der LKGS-Spalte beibehalten, immer im Hinterkopf, dass es sich um eine Fehlbildung handelt.

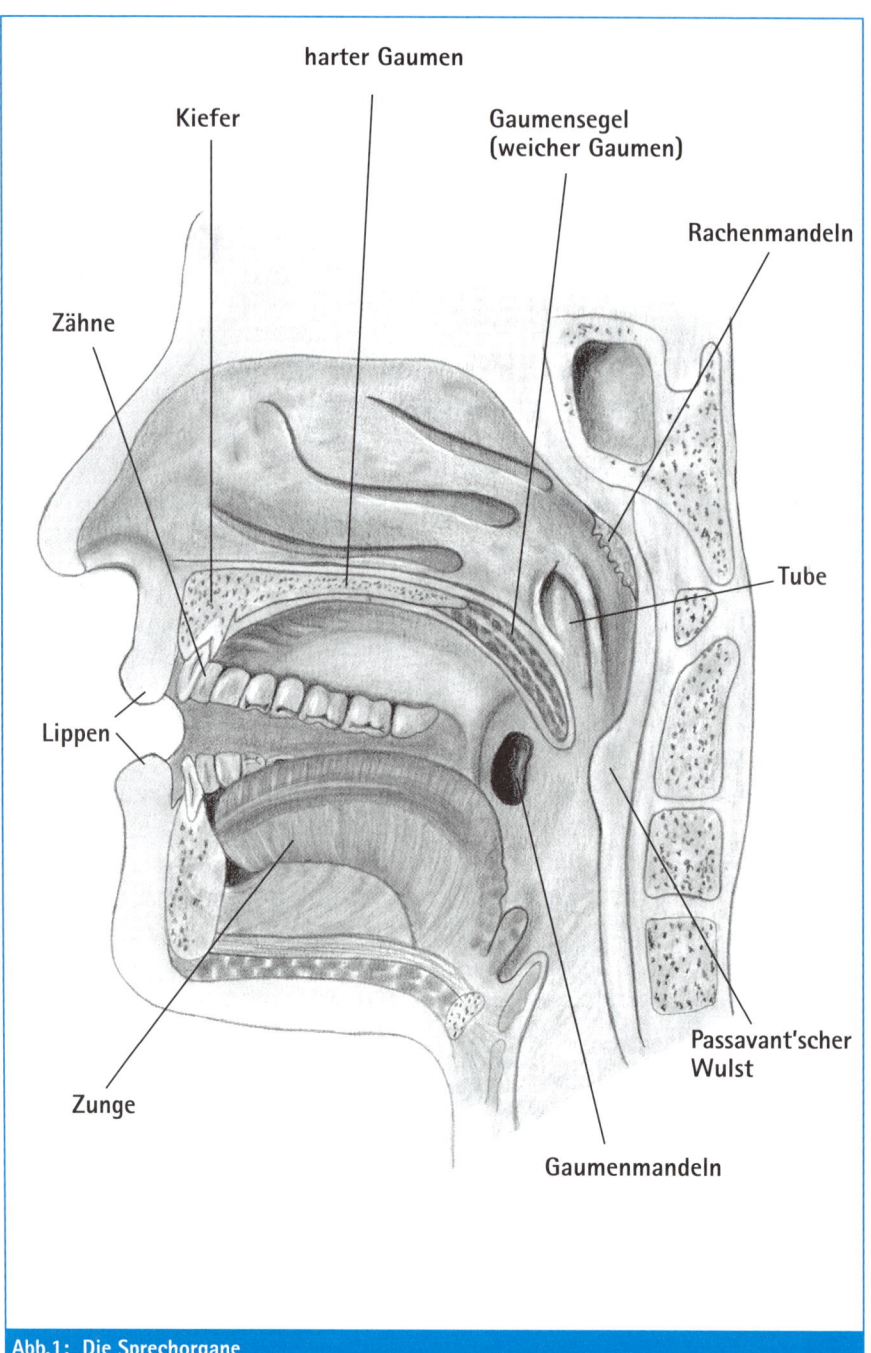

harter Gaumen

Kiefer

Gaumensegel
(weicher Gaumen)

Rachenmandeln

Zähne

Tube

Lippen

Zunge

Passavant'scher
Wulst

Gaumenmandeln

Welche Organe brauchen wir zum Sprechen?

Zum Sprechen benutzen wir einige unserer Körperfunktionen, wie die Atmung, die Stimme (welche beim Ausatmen an den Stimmbändern entsteht), die „Sprechwerkzeuge" wie Lippen, Zähne, Zunge, harter Gaumen und Gaumensegel, Rachen-, Mund- und Nasenhöhlen als „Klangkörper", unser Gehör und natürlich unser Gehirn zur Verarbeitung des Gehörten und dessen, was wir sagen wollen.

Alle diese „Einzelteile" müssen optimal funktionieren und aufeinander abgestimmt zusammenarbeiten, damit wir sprechen können. In und an diesen Organen befinden sich mehr als 100 Muskeln, von groß bis winzig, die unser Gehirn beim Sprechen gleichzeitig koordinieren muss. Welch eine enorme Leistung, oder?

Besonders die Beweglichkeit kleinster Muskeln im Mundraum und ein normal entwickeltes Gehör sind wichtige Voraussetzungen dafür, dass ein Kind sprechen lernt.

Betrachten wir nun die einzelnen Teile genauer, die wir zum Sprechen brauchen und die von einer Spaltfehlbildung betroffen sein können.

Die Klangkörper **Rachen-, Nasen- und Mundhöhle** bilden zusammen das „**Ansatzrohr**". Dieser Hohlraum wird von den Lippen, den Nasenöffnungen und den Stimmlippen begrenzt. Das Ansatzrohr dient zur Ausformung und Verstärkung der Laute und der Veränderung der Stimme. Es beeinflusst also den Klang (Resonanz) der Laute.

In der **Rachenhöhle** befinden sich die Rachenmandeln (**Adenoide**, im Volksmund: Polypen) an der hinteren oberen Rachenwand bzw. am Rachendach. Sie liegen direkt neben den Öffnungen der Tube (**Eustach´sche Röhre**), die zum Mittelohr führt und für dessen Belüftung verantwortlich ist.

An der Rachenhinterwand kann sich ein Muskel bei entsprechender Beanspruchung besonders verdicken und eine Vorwölbung/einen Wulst bilden. Diese/r wird auch **Passavant´scher Wulst** genannt. Er kann eine Rolle beim ausgleichenden Sprechen bei Kindern mit LKGS spielen (s. Gaumensegel, S. 15).

Die **Nasenhöhle** teilt sich durch das knöcherne Pflugscharbein (Vomer) und die darin übergehende knorpelige Nasenscheidewand (Septum) in zwei Nasenhaupthöhlen bzw. Nasengänge. Das Pflugscharbein ist mit dem (knöchernen) **harten Gaumen** verwachsen, der zusammen mit dem weichen Gaumen (**Gaumensegel**/Velum) die Nasenhöhle von der Mundhöhle trennt. In der Nasenhöhle befindet sich der Nasenboden mit der Nasenschleimhaut, welche wichtige Funktionen übernimmt (s. Auswirkungen auf die normale Nasenatmung, S. 20). Die Nasenhöhle bildet bei den Lauten /m/, /n/ und /ng/ die ausschlaggebende Resonanz, da diese Laute im Deutschen durch die Nase gesprochen werden.

Die **Mundhöhle** verfügt über die wichtigsten Sprechorgane (Artikulatoren). Dazu gehören die Lippen, die Zähne, der Kiefer, der harte Gaumen, das Gaumensegel

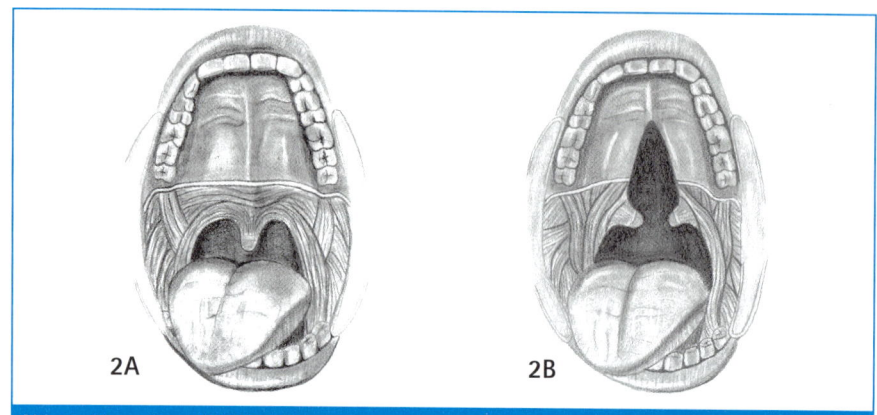

2A   2B

und als allerwichtigstes Organ die Zunge. In der deutschen Sprache spielt die Mundhöhle als Schallverstärker eine bedeutende Rolle, da fast alle Laute durch den Mund gesprochen werden.

Die **Lippen** wirken als äußere Begrenzung der Mundhöhle. Diese wirken durch einen Ringmuskel, der die Lippen sich schließen, spitzen, runden und öffnen lässt (s. Abb. 3, S. 15). Sie können demnach einen Verschluss bilden, welcher wichtig beim Essen, Trinken und Sprechen ist. So werden aber auch z.B. die Laute /p/, /b/ und /m/ allein mit den Lippen gebildet.

Die **Zähne** übernehmen beim Sprechen auch eine wichtige Funktion, z.B. sind sie an der Bildung der Laute /f/ und /w/ beteiligt. Fehlende, schief stehende oder falsch angelegte Zähne können die Ursache für Lautbildungsstörungen sein. Der **Kiefer** lässt sich in Ober- und Unterkiefer unterteilen, welche unterschiedliche Aufgaben übernehmen. Der Unterkiefer ist beweglich und kann somit den Mund öffnen und schließen, die Mundhöhle weiten oder verengen. Dies spielt bei der Bildung von Vokalen eine große Rolle.

Der Oberkiefer beinhaltet auch den **harten Gaumen**. Dieser bildet die obere knöcherne Begrenzung der Mundhöhle. Er ist mit Mundschleimhaut bedeckt und setzt sich nach hinten gehend in dem muskulären Gaumensegel mit dem Zäpfchen (Uvula) fort. Seitlich neben dem Zäpfchen liegen zwei bogenförmige Falten, welche sich zur Seitenwand hinüberziehen. Zwischen ihnen liegen die Gaumenmandeln (**Tonsillen**).

Die optimale Funktion der **Zunge** ist Grundvoraussetzung für den regelrechten Schluckvorgang und die Kieferformung, den Geschmackssinn und die Lautbildung. Die Zunge bestimmt nämlich sehr oft, wie welcher Laut (Vokale oder Konsonanten) gebildet wird, indem sie mit ihrer Spitze, Mitte oder hinterem Zungenteil eine Stelle an den anderen Sprechorganen berührt und dort als Hindernis die Luft entweichen

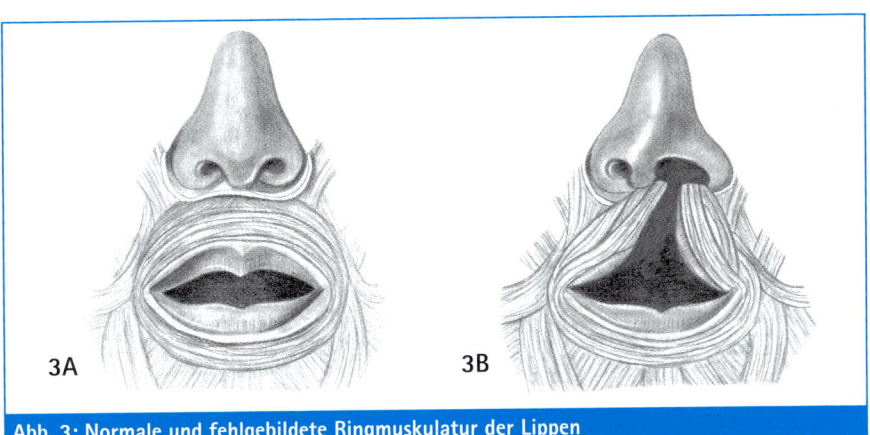

3A 3B

Abb. 3: Normale und fehlgebildete Ringmuskulatur der Lippen

lässt. Daher nennt man die Stelle „Artikulationsstelle", wo ein Laut gebildet wird.
Das **Gaumensegel** (Velum) besteht aus verschiedenen Muskeln wie dem Gaumen-
heber (M. levator veli palatini) und dem Gaumenspanner (M. tensor veli palatini),
die zusammen einen Ringmuskel bilden (s. Abb. 2A, S. 14).
Die grundlegende Aufgabe des Gaumensegels besteht darin, die Mundhöhle von
der Nasenhöhle zu trennen. Dies ist besonders wichtig beim Schluckvorgang und
beim Sprechen. Beim Essen wird die Speise mit der Zunge durch den Rachen in
die Speiseröhre gedrückt. Um zu verhindern, dass Nahrung in die Nase gelangt,
dichtet das Gaumensegel, oft mithilfe der Rachenhinterwand, die Nasengänge
beim Schlucken ab. Beim Sprechvorgang (Artikulation) findet derselbe Vorgang
statt, damit die Sprechluft nur durch den Mund verläuft und nicht in der Nasenhöhle mitschwingt.
Dieser Vorgang ist beim Sprechen äußerst wichtig, da sonst alle Laute mit zu großer
Nasalität gesprochen würden: Ein Näseln (Rhinophonie) läge vor (s. Kap. 3).
Um den Abschluss zur Nasenhöhle bewältigen zu können, bewegt sich das Gaumensegel nach hinten oben zur Rachenhinterwand (koronaler Verschluss). Aber
nicht nur das Gaumensegel allein ist für den Abschluss verantwortlich. Es lässt
sich auch ein kreisförmiger Verschluss beobachten, wobei sich die seitlichen und
hinteren Rachenwände zusammenziehen, sich das Gaumensegel hebt und der
Passavant´sche Wulst sich vorwölbt (zirkulärer Verschluss).

Was ist bei Kindern mit LKGS-Spalte anders?

Bei Kindern mit einer **Fehlbildung der Lippe (L)** ist die Oberlippe selbst (Lippenrot)
nicht vereinigt (Lippenkerbe) und der Mundringmuskel (M. orbicularis oris) teilweise

oder vollständig fehlgebildet. Bei einer vollständigen (totalen) Lippenspalte setzt dieser Muskel an den Nasenflügeln an (s. Abb. 3).

Spaltfehlbildungen, bei denen der **Kiefer (K)** und/oder der **harte Gaumen (G)** betroffen sind, bedeuten auch eine Fehlbildung der äußeren wie inneren Nase. Der betroffene Nasenflügel ist zur Seite hin abgeflacht, der Nasenboden an dieser Stelle unvollständig ausgebildet oder gar nicht vorhanden. Die Nasenscheidewand ist verformt, kann den Nasengang verengen und die Atmung hemmen. Bei doppelseitigen Spalten hängt der kleine Zwischenkiefer nur an der Nasenscheidewand und das Pflugscharbein ist nicht oder nur unvollständig mit dem harten Gaumen verbunden. Eine stark vergrößerte Nasenhöhle liegt vor.

Bei **Kieferspalten** sind oftmals die angrenzenden Zähne nicht angelegt, zu klein ausgebildet oder sie stehen schief.

Bei Kindern mit **totalen LKGS-Spalten** (ein- oder doppelseitig) ist das **Gaumensegel (S)** nicht vereinigt und oftmals auch verkürzt. Die Ringmuskeln des Gaumensegels sind nicht miteinander verbunden und somit nicht funktionsfähig. Die Muskeln setzen an falschen Stellen an und verlaufen anders als normal (s. Abb. 3B, S. 15). Es ist also nicht der Fall, dass der Chirurg sie einfach nur wieder miteinander verbinden müsste. Im Gegenteil: Es ist seine entscheidende Aufgabe, die einzelnen Muskeln zu erkennen und zugehörig miteinander zu verbinden, um sie wieder voll funktionsfähig zu machen.

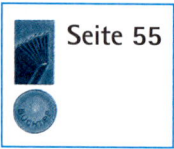 **Seite 55**

Welche Auswirkungen
kann eine LKGS-Spalte auf mein Kind haben?

Kinder mit einer LKGS-Spalte sind meist schon von der Geburt an in den ersten Funktionen wie Atmen, Schlucken und Saugen beeinträchtigt. Dies ist nicht lebensgefährlich, hat aber weiter reichende Auswirkungen auf die normale Atmung durch die Nase, auf die Sprechmuskeln, auf die Entwicklung des Hörens und auf das Wachstum des Oberkiefers. Was das im Einzelnen bedeutet, werde ich nun ausführlich erläutern.

Auswirkungen auf die Sprechmuskeln

Kinder mit LKGS-Spalte können ihre Sprechwerkzeuge nicht richtig einsetzen, wenn die Fehlbildung noch nicht operiert wurde oder durch die Operation großflächige bzw. dicke Narben entstanden sind. Diese können die Beweglichkeit der Muskeln besonders in den Lippen und in dem Gaumensegel stark einschränken.

Beim Menschen ist der Mund-Gesichtsbereich (orofazialer Bereich) ein sensibles Gesamtwerk aus Muskulatur, Knochen, Nerven und Schleimhaut. Diese Einzelteile sind netzartig miteinander verbunden und befinden sich in einem muskulären Gleichgewicht. Sie funktionieren aufeinander abgestimmt und geben dem Gesicht eine gewisse Form, die so uneingeschränkt wachsen kann.

Eine Fehlbildung (falsche Form) eines Einzelteiles, z.B. der Lippe, wirkt sich demnach nicht nur auf sich selbst, sondern auch auf den gesamten Mund-Gesichtsbereich aus. Sie kann nicht richtig „funktionieren" und behindert damit auch andere Einzelteile in ihrer Funktion.

Wenn die Muskeln nicht genau ihrer Aufgabe nachgehen können, kann der Knochen auch nicht richtig wachsen oder sich vielleicht verformen. Dies lässt dann wiederum die Muskeln nicht richtig arbeiten oder falschen Muskelzug ausüben. Ein Teufelskreis entsteht, wobei die Form die Funktion oder die Funktion die Form bestimmt. Form und Funktion müssen also im Gleichgewicht stehen, damit keine Störung auftritt.

Bei Kindern mit nicht operierter LKGS-Spalte ist dieses Gleichgewicht zu keinem Zeitpunkt vorhanden. Auch wenn bei der Operation die Muskeln nicht ihrem vorgegebenen Verlauf entsprechend verbunden werden, bleibt das Ungleichgewicht mit seinen negativen Auswirkungen bestehen.

Hierfür einige Beispiele:

- Ist der Mundringmuskel, z.B. bei einer Lippen-Fehlbildung, nicht vereinigt, so **ist kein natürlicher Mundschluss möglich**. Das Kind atmet automatisch mit oder ganz durch den Mund (Mundatmung). Die Einatemluft gelangt ungereinigt in die Lunge, so dass Erkältungen bzw. Bronchitiden (Mundatmerbronchitis) auftreten können. Atmet ein Kind ständig nur durch den Mund, so kann die normale Bauch-Zwerchfell-Flanken-Atmung einer flachen Brustatmung weichen, welche sich negativ auf die Atmung beim Sprechen auswirken kann.
- Bei fehlgebildeter Oberlippe kann sich der **Mundringmuskel** nicht von alleine bewegen oder anspannen. Die Oberlippe wird durch den Nichtgebrauch schlaff (hypoton), das Muskelgewebe bildet sich langsam zurück.
- Gleichzeitig hat dies auch Auswirkungen auf die **Gesichtsmimik** des Kindes. Das sensible Bewegungsspiel der Lippen, Nasenflügel und Wangen ist beeinträchtigt. Denken Sie nur daran, an welchen feinen Mimikunterschieden man bei kleinen Kindern ihre Stimmung erahnen kann. Dies ist bei einem Kind mit LKGS nicht so einfach möglich. Es wird in seiner gefühlsmäßigen **Ausdruckskraft behindert**.
- Bei einer Fehlbildung mit einer Beteiligung des harten und weichen Gaumens (Gaumensegel) wird automatisch die **Zunge** in Mitleidenschaft gezogen. Diese liegt in Ruhelage bei geschlossenem Mund am Gaumengewölbe an, wobei sich die Zungenspitze hinter den oberen Schneidezähnen befindet. Durch eine LKGS-Spalte ausgelöst fällt die Zunge entweder auf den Mundboden herab, verlagert sich nach hinten in Richtung Rachen, um die Spalte abzudichten, oder in die entgegengesetzte Richtung zwischen die Zähne, so dass ein **Lispeln** (Sigmatismus) entsteht. In jedem Fall wird ihre normale Funktion gestört: Sie ist meist nicht so beweglich, formt beim Schlucken nicht den Oberkiefer entsprechend aus (s.u.) und kann ihre zum Sprechen gebrauchte genaue Position nicht richtig einnehmen.
- Bei Gaumen- und Gaumensegel-Spalten kann die **Nahrungsaufnahme erschwert** sein. Die betroffenen Babys können nicht gut saugen, da sie keinen Unterdruck im Mundraum herstellen können. Mit einer Gaumenplatte (**MNT-Platte**) können sie jedoch den Sauger oder die Brust „ausmelken". Die aufgenommene Nahrung gelangt ohne MNT-Platte unweigerlich in die Nasenhöhle und kann schneller zum Verschlucken führen. Die Zunge kann ihren eigentlichen Schluckakt nicht entsprechend ausführen und behält oftmals das kindliche Schluckmuster bei (infantiles Schluckmuster/Zungenpressen), wobei sie sich nach vorne gegen die Zähne oder durch sie durch presst, dadurch die **Zähne verschiebt** und eine Mundatmung begünstigt.

Auswirkungen auf das Hören

Sprechen und Hören liegen sehr nah beieinander. Demnach ist es auch besonders wichtig, dass Kinder uneingeschränkt hören können, damit ihre Sprachentwicklung normal verläuft. Kinder mit LKGS-Spalte unterliegen durch ihre Fehlbildung mehreren Risiken, nicht richtig hören zu können. Deswegen möchte ich Sie dafür sensibilisieren, das Gehör Ihres Kindes immer sehr gut im Blick zu halten und es regelmäßig überprüfen zu lassen.

Was passiert eigentlich beim Hören?

Beim Hören gelangen Schallwellen durch das Ohr und den Gehörgang und treffen auf das Trommelfell. Dieses wird durch den Schall in Schwingung gesetzt. Da die drei Gehörknöchelchen (Hammer, Amboss und Steigbügel) direkt mit dem Trommelfell verbunden sind, leiten diese die Schwingung auf die Schnecke weiter. Die Schnecke wandelt die Schwingungen in elektrische Impulse um und schickt sie über den Hörnerv zum Gehirn weiter. Die Gehörknöchelchen liegen im Mittelohr (Paukenhöhle), welches immer gut belüftet ist. Die Luft gelangt durch die Tube dorthin. Diese Tube (auch Tuba auditiva oder Eustach´sche Röhre genannt) verbindet den Rachenraum mit dem Mittelohr. Bei jedem Schluckakt (ca. 1200

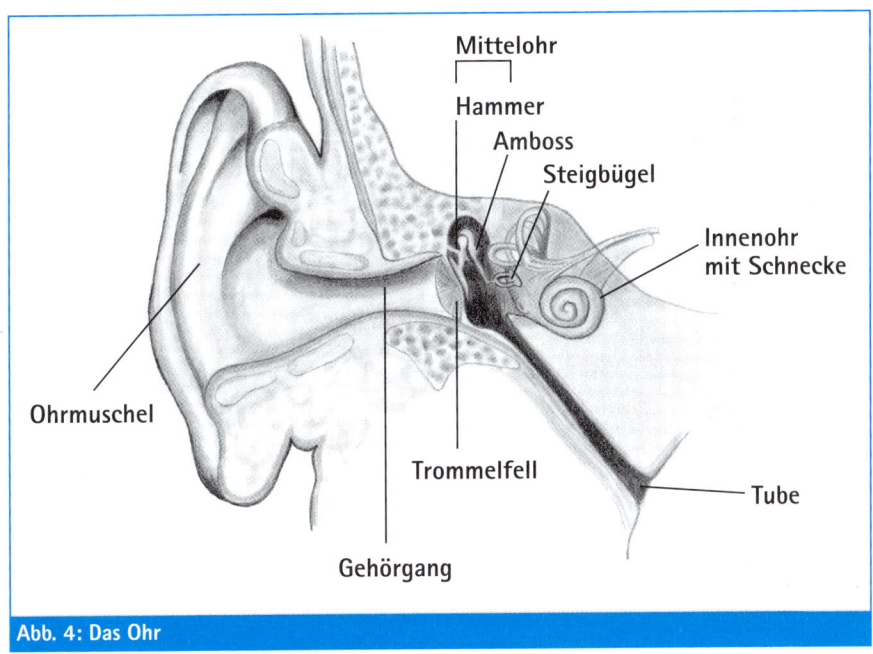

Abb. 4: Das Ohr

Mal pro Tag) öffnet sich der Tubenausgang am Rachen und lässt Luft ins Mittelohr hinein bzw. entstandene Flüssigkeit wieder hinaus. Dieser Vorgang ist von größter Wichtigkeit. **Denn nur wenn das Mittelohr gut belüftet wird, können die Gehörknöchelchen einwandfrei schwingen.**

Welche Probleme können bei einem Kind mit LKGS auftreten?

Eine LKGS-Fehlbildung kann mit einer Fehlbildung des inneren Ohres gekoppelt sein, wobei die Haarzellen geschädigt sind. Bei Anzeichen einer Hörminderung bei Ihrem Kind sollte dies auch als Ursache in Betracht gezogen werden.
Meistens sind jedoch **Störungen im Mittelohr** für die Hörminderung verantwortlich. Aufgrund des fehlgebildeten Ringmuskels des Gaumensegels kann dieser Muskel nicht beim Schlucken mitwirken. Er öffnet aber normalerweise die Tube. Die Tube bleibt somit geschlossen und kann ihre Aufgabe nicht mehr erfüllen.
Das Gleiche passiert, wenn sich das gespaltene Gaumensegel über die Tubenöffnung legt und sie damit abdichtet. Auch wuchernde Gaumen- oder Rachenmandeln können eine Ursache sein.
Das Mittelohr wird daher nicht ausreichend belüftet. Flüssigkeit entsteht, die nach und nach eindickt, so dass die Gehörknöchelchen die Schallwellen nur noch schwer oder gar nicht mehr übertragen können. Der eingedickte Schleim hinter dem Trommelfell entzündet sich meistens, so dass eine Mittelohrentzündung entsteht. Wird diese chronisch oder befindet sich über Monate hinweg Flüssigkeit in der Paukenhöhle, kommen keine Hörimpulse auf der Schnecke an und demnach kann nichts an das Gehirn weitergeleitet werden: Es entsteht eine **Schallleitungs-schwerhörigkeit**.
Innerhalb des ersten Lebensjahres des Kindes entwickelt sich das Gehör immens. Viele kleinste Hörbahnen wachsen und bilden ein Netzwerk. Dies gelingt aber nur bei regelmäßiger Reizung dieser Nervenbahnen. Kommen keine Reize wegen eines kranken Mittelohres an, kommt es zu einer **eingeschränkten Reifung der Hörbahnen**, die nicht wieder gutzumachen ist. Entweder sie entwickelt sich zu der vorgegebenen Zeit oder nie mehr. Das Kind könnte schwerhörig werden.
Es muss mit einer Verzögerung oder **Störung der Sprachentwicklung** gerechnet werden.

Auswirkungen auf die normale Nasenatmung

Wenn das Kind mit LKGS-Fehlbildung vermehrt durch den Mund atmet, kann die Nase ihre eigentliche Schutzfunktion, die Einatemluft zu filtern, reinigen und befeuchten, nicht mehr angemessen ausführen: Es besteht eine **erhöhte Infektionsgefahr**.

Eintretende Nahrung reizt ständig die Schleimhaut. Vermehrt treten bei Kindern mit LKGS-Spalte Verformungen der Nasenscheidewand auf. Diese können die Nasengänge verengen und das Kind am Atmen behindern. Das Gleiche kann auch durch zu starke Narbenbildung im Nasenbereich ausgelöst werden. Durch den zu großen Nasen-Rachenraum können die Gaumen- oder Rachenmandeln sehr stark wuchern, weil der Körper versucht, diesen Raum kompensatorisch zu verkleinern. Diese können so groß werden, dass das Kind nur noch durch den Mund atmen kann: Die normale Nasenatmung wird aufgehoben und eine **Mundatmung** entsteht.

Auswirkungen auf das Wachstum des Oberkiefers

Die Ärzte gehen davon aus, dass Wachstumsstörungen des Oberkiefers einen weiteren Teil der Fehlbildung darstellen. Diese Störung muss also nicht unbedingt als Folge von früher Narbenbildung vorliegen, sondern kann ein weiteres Symptom der komplexen LKGS-Fehlbildung sein.

Der Oberkiefer kann dabei nicht richtig in die Länge und Breite wachsen. Um dies möglichst einschränken zu wollen, operieren manche Teams die Kinder erst im Alter von zweieinhalb bis drei Jahren am harten und weichen Gaumen. Langzeitstudien zeigen aber nicht immer eine Verbesserung oder sogar gar keinen Unterschied.

Viele Kinder mit LKGS-Spalte brauchen daher eine kieferorthopädische Behandlung am bleibenden Gebiss. Wie oben schon beschrieben können aber auch große Narbenzüge (nach mehreren Operationen) den Oberkiefer nicht richtig wachsen lassen. Die Zunge kann ihren wachstumsfördernden Impuls beim Schlucken nicht richtig ausüben. Die nicht korrekt miteinander verbundenen Ringmuskeln in Lippe und Gaumensegel wirken in ihrer Kraft nach außen statt nach innen.

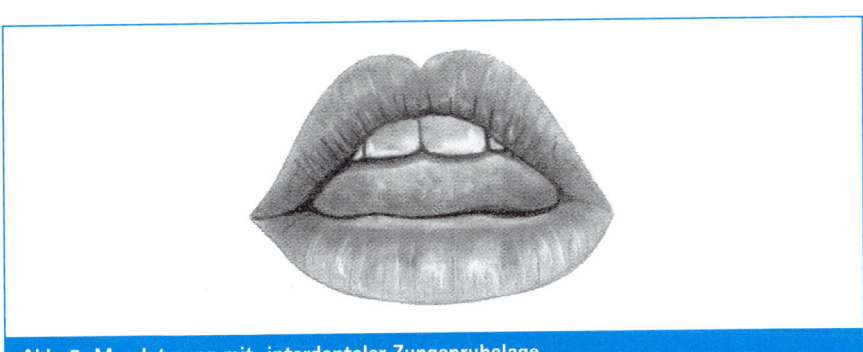

Abb. 5: Mundatmung mit interdentaler Zungenruhelage

Wenn der Oberkiefer in seinem Wachstum zurückbleibt, der Unterkiefer aber ganz normal wächst, entsteht eine „Lippentreppe". Es sieht aus, als ob der Unterkiefer zu weit nach vorne gewachsen sei: Man spricht daher von einer „Pseudoprogenie". **Aufgrund meiner Erfahrungen an mehreren Universitätskliniken vertrete ich die Ansicht, dass eine frühe durchgängige (alle Bereiche der Fehlbildung betreffende) Operation mit wenig Narbenbildung eine sehr positive Ausgangslage für die Entwicklung des Kieferwachstums, der Hörentwicklung und des Sprechens schafft.**

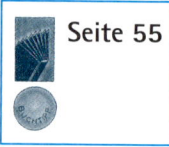 **Seite 55**

Inwiefern kann eine LKGS-Spalte die normale Sprachentwicklung beeinflussen?

Wie schon in Kapitel 1 erläutert, übernimmt das Gaumensegel eine wichtige Funktion beim Sprechen: Es verschließt die Nasenhöhle schalldicht von der Mundhöhle, damit die Laute nicht mit zu großer Beteiligung der Nase (Nasalität) gesprochen werden. Eine gewisse Beteiligung der Nasenresonanz am Sprechen ist allerdings völlig normal und macht auch das Typische am Sprechklang einer Person aus. Spricht ein Mensch jedoch zu viel oder zu wenig durch die Nase, fällt uns das sofort auf. Man hört sich dann etwa „verschnupft" an.

Das Näseln

Das Problem bei Kindern mit LKGS-Spalte äußert sich darin, dass ihre Balance zwischen Mund- und Nasenresonanz nicht im Gleichgewicht steht. Bei den meisten Kindern kommt es zu einer vergrößerten Nasenresonanz (Nasalität). Sie

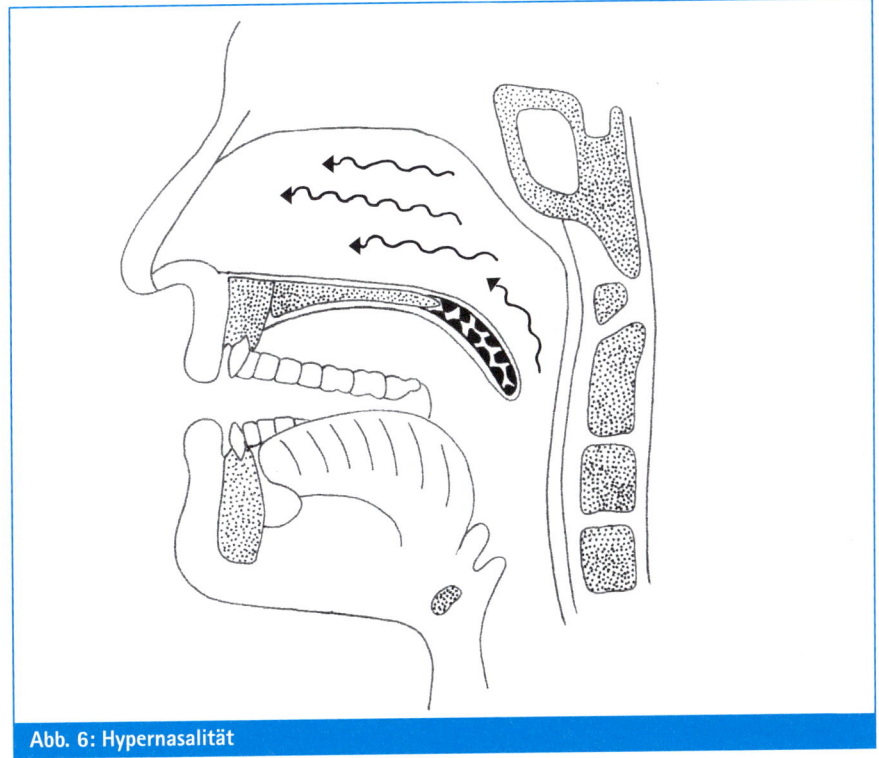

Abb. 6: Hypernasalität

sprechen also zu stark durch die Nase, man nennt dies auch offenes Näseln oder **Hypernasalität** (hyper = vermehrt).

Hierbei können mehrere Ursachen zutreffen:

- Die innere Nase des Kindes ist fehlgebildet. Sie ist nicht in zwei Nasenhaupthöhlen unterteilt, der Nasenrachen ist zu groß, die Laute können dort demnach vermehrt in ihrem Schall verstärkt werden.
- Das Kind kann keinen genügenden Verschluss mit dem Gaumensegel zur Rachenhinterwand bilden, man nennt dies **„velopharyngeale Insuffizienz" (VPI)**. Ursache für diese Insuffizienz kann z.B. ein zu kurzes Gaumensegel sein. Dieses kann von Geburt an zu kurz sein (auch bei Kindern ohne LKGS-Spalte). Es kann aber auch verkürzt sein, da durch die Fehlbildung nicht genügend Muskel- und Weichteilmasse vorhanden ist, und diese Tatsache auch nicht mit einer Operation behoben werden konnte. Es entsteht ein zu großer Abstand des Gaumensegels von der Rachenhinterwand.

  Das Gaumensegel ist nicht funktionstüchtig, da der in ihm vorhandene Ringmuskel durch den Chirurgen nicht vereinigt wurde. Der „velopharyngeale Verschluss" kann dann nicht erfolgen, weil sich das Gaumensegel nicht nach hinten oben bewegen kann. Die Rachenmuskulatur (besonders Passavant´scher Wulst) kann dieses vielleicht auch nicht kompensieren.

- Manche Kinder, die besonders spät am Gaumensegel (ab 2 Jahren) operiert wurden, haben von der Geburt an nicht lernen können, das Gaumensegel zum Sprechen einzusetzen. Für sie ist es besonders schwierig, sich wieder beim Sprechen umzugewöhnen und sie brauchen eine oft langwährende Sprachtherapie.

- Bei mehreren Operationen am Gaumen und –segel kann es zu dicken und großflächigen Narbenzügen kommen, welche die Beweglichkeit des Gaumensegels enorm einschränken. Bei mehreren Operationen wird in die alten Narben hineinoperiert, so dass die normale Muskelfunktion eingeschränkt werden kann. Infolgedessen wird das Gaumensegel immer fester, unbeweglicher und starrer.

Bei Kindern mit LKGS-Spalte kann auch ein geschlossenes Näseln **(Hyponasalität)** oder ein gemischtes Näseln auftreten, nämlich dann, wenn die Nasenscheidewand stark verkrümmt ist und ihren Raum fordert. Auch Hindernisse, wie z.B. Vernarbungen, in die Nase hineinoperierte Mundschleimhaut, falsch hineingewachsene Zähne oder Wucherungen der Rachenmandeln können die Nasenhöhle einengen oder ganz verstopfen. Die Kinder sprechen dann zu wenig durch die Nase und hören sich ständig verschnupft an. Sie können meist nicht gut durch die Nase atmen – was wiederum eine Mundatmung begünstigen kann (s. Abb. 5, S. 21).

Neben einer vergrößerten Nasenresonanz kann es noch zu zwei weiteren Auffälligkeiten aufgrund der „velopharyngealen Insuffizienz" kommen: dem „nasalen Durchschlag" und der „nasalen Turbulenz".

Der nasale Durchschlag

Man spricht von einem nasalen Durchschlag, wenn beim Sprechen **Luft durch die Nase** austritt, obwohl dies nicht sein dürfte. Nur bei den Lauten /m/, /n/ und /ng/ darf Luft durch die Nase entweichen. Bei allen anderen Lauten, die durch den Mund gesprochen werden, darf dies nicht auftreten. Es wird zwischen einem hörbaren nasalen Durchschlag und einem nicht-hörbaren nasalen Durchschlag unterschieden.

Ist der nasale Durchschlag hörbar, äußert er sich in einem **Windgeräusch in der Nase**. Es hört sich an, als ob Luft stark durch die Nase gepresst wird. Dieses Geräusch begleitet entweder <u>alle</u> durch den Mund gebildeten Laute oder nur vereinzelte Laute. Der hörbare Durchschlag kann daher sehr auffällig oder aber nur durch einen Sprachtherapeuten zu erkennen sein.

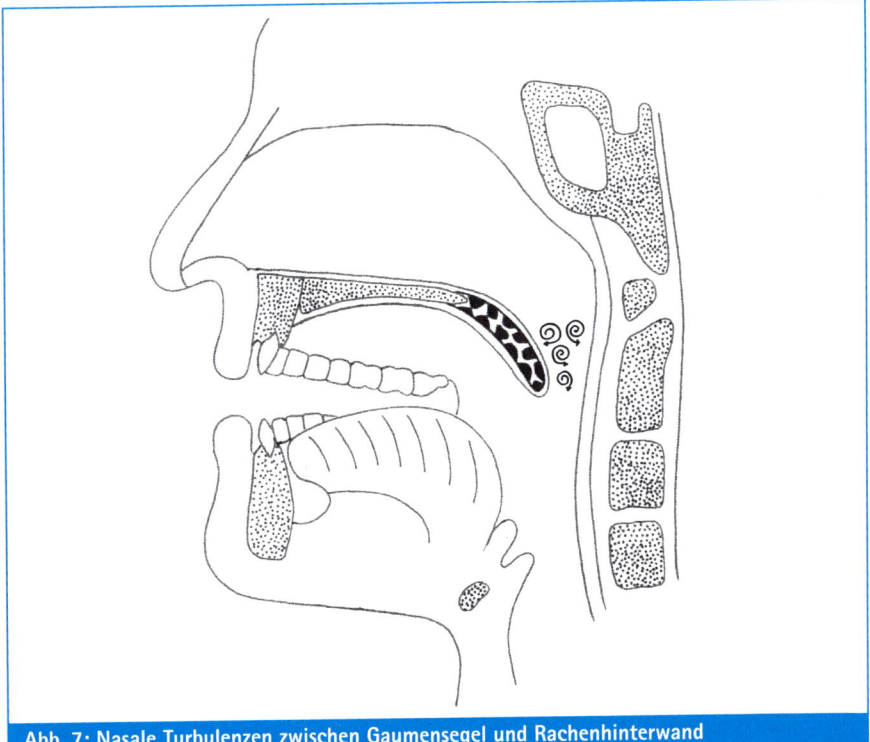

Abb. 7: Nasale Turbulenzen zwischen Gaumensegel und Rachenhinterwand

Die nasale Turbulenz

Eine nasale Turbulenz kommt dann zum Vorschein, wenn der Verschluss des Gaumensegels und der Rachenhinterwand **nicht vollständig** funktioniert. Der Abstand zwischen den beiden Organen ist dabei nicht groß, sondern minimal. Es kommt demnach nicht zu einem korrekten Abschluss der Nasenhöhle, aber sie ist relativ gut abgeschirmt. Jetzt kann Folgendes passieren: Zwischen dem Gaumensegel und der Rachenhinterwand entstehen turbulente Luftverwirbelungen, die sich in **hörbaren Reibegeräuschen** äußern. Diese fallen besonders beim Sprechen von „Mitlauten" (Konsonanten), wie z.B. /s/, /sch/, /g/, /k/, /t/, auf.

Beeinträchtigungen bei der Bildung von Lauten

Viele Kinder mit einer LKGS-Fehlbildung zeigen Abweichungen in der Artikulation (Lautbildung). Man spricht dann von einer **Artikulationsstörung**. Diese kann mehrere Ursachen aufweisen:

Lautentstellungen aufgrund organischer Schädigungen

Eine große Rolle spielt wieder der fehlende velopharyngeale Abschluss (VPI, s. Näseln). Durch das Näseln (Hypernasalität) werden die **Vokale** /a/, /e/, /o/, /u/ und /i/ zu stark **nasal verfärbt** und verlieren dadurch an Deutlichkeit und Klarheit. So kann sich z.B. ein /a/ wie ein „ä" oder „o" anhören. Durch den unzureichenden velopharyngealen Abschluss entsteht eine so große Luftflucht durch die Nase, dass die **Explosivlaute** /p/, /b/, /t/ und /d/ nicht gebildet werden können. Um diese Laute realisieren zu können, muss der Sprecher einen gewissen Luftdruck im Mund aufbauen und diesen dann explosionsartig (daher Explosive), z.B. bei /p/ durch die Lippen, entweichen lassen. Kinder mit LKGS-Fehlbildung vermögen oft den benötigten Luftdruck nicht aufzubringen, da ihnen die Luft automatisch durch die Nase entweicht. Die betroffenen Laute hören sich verhaucht an oder klingen ähnlich wie [m] und [n].

Wenn beim Kind eine Verspannung im Halsbereich vorliegt und die Zunge in ihrer Ruhelage nach hinten oben verlagert ist, können die Vokale zu hoch klingen.

Bei einer Lippenfehlbildung kann es zu einer zu kurzen Oberlippe, einer **eingeschränkten Beweglichkeit der Oberlippe** infolge von Narbenbildung oder eines fehlenden Mundvorhofes (Oberlippe am Vorderkiefer festgewachsen) kommen. Daher kommt es vor, dass Laute, die mit den Lippen gesprochen werden, z.B. /o/, /u/, /sch/, /p/ oder /b/, nur schlecht gebildet werden können.

Aufgrund von **Zahnfehlstellungen** oder Zahnverlust können Laute, die mit Einsatz der Zähne gebildet werden, wie /f/ oder /w/, nicht richtig klingen oder das scharfe und weiche /s/ nicht richtig ausgesprochen werden. Ist nach einer Operation am harten Gaumen trotzdem noch ein **Restloch** vorhanden, so kann dieses zu einem hörbaren nasalen Durchschlag führen.

Lautentstellungen aufgrund von Einschränkungen in der Funktion

Laute werden nicht richtig artikuliert, weil die genaue und feine Koordination der Sprechwerkzeuge, besonders der Zunge, nicht funktioniert. Ursache der Lautent-stellung ist demnach eine **Funktionsschwäche**.
Oftmals rutscht die Zunge beim Sprechen durch die Vorderzähne und ein Lispeln entsteht. Die Zunge versucht, sich an die richtige Stelle zu bewegen, um einen bestimmten Laut zu bilden, schafft es aber nicht. Sie weiß nicht richtig, wo sie hin soll. Bei diesen Kindern ist oft auch die Fähigkeit, kleine Dinge mit dem Mund-innenraum zu erkennen **(Stereognosefähigkeit)** eingeschränkt. Diese ist allerdings sehr wichtig für die regelrechte Funktion der Zunge, sich bis aufs Kleinste im Mundinnenraum zurechtzufinden.

Lautersetzungen

Eine Lautersetzung liegt dann vor, wenn ein Laut in einem gesprochenen Wort **durch einen anderen Laut** ersetzt wird. Ein Kind möchte z.B. „Kanne" ausspre-chen, sagt allerdings „Hanne". Der Laut /k/ wird durch ein gesprochenes [h] ersetzt. Es kann dabei vorkommen, dass das Kind bestimmte Laute immer mit denselben Lauten ersetzt, z.B. immer für ein /k/ ein /t/ spricht. Es kann aber auch sein, dass es die von ihm schwer zu realisierenden Laute durch Laute ersetzt, die **ähnlich gebildet** werden; z.B. das /r/ durch ein [ch] wie in „ich".

Kompensatorische Lautersetzungen

Kompensatorische Lautersetzungen sind Sprechauffälligkeiten, die für **Kinder mit LKGS-Spalte typisch sind und auch <u>nur</u> bei diesen auftreten.**
Kinder mit durchgehender (totaler) LKGS-Spalte oder Gaumen-Segel-Fehlbildung können besonders die am Gaumen (palatal) und Gaumensegel (velar) gebildeten Laute nicht aussprechen. Somit sind die am Gaumen entstehenden Laute wie /j/ und „ch" (wie in „ich") und die am Gaumensegel gebildeten Laute wie /g, k, r/ und „ch" (wie in „ach") betroffen. Diese Laute werden durch **Geräusche ersetzt, die im Deutschen nicht als Laute vorkommen.**

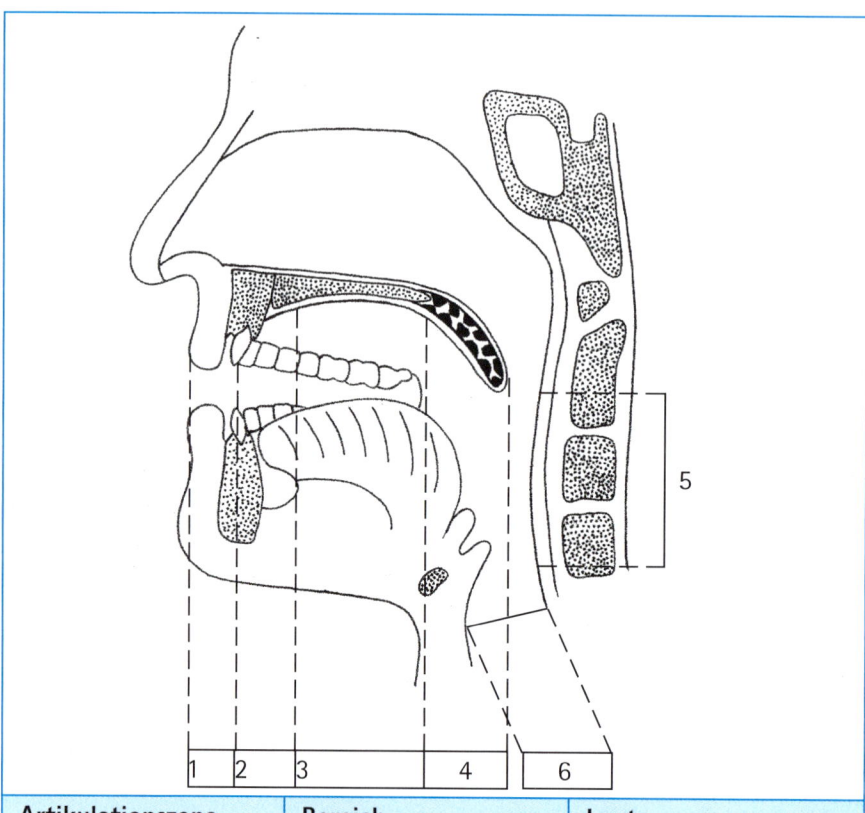

Artikulationszone	Bereich	Laute
1	Lippen	p, b, m
2	Lippen/Zähne	f, w
	Zahndamm	t, d, s, l, n, Zungenspitzen-r
3	Harter Gaumen	ch (wie in ‚ich'), sch, j
4	Gaumensegel	k, g, ch (wie in ‚ach'), ng, Gaumen-r
4	Zum Gaumensegel rückverlagert	t→ k, d → g, f, w → ch, l
5	Zur Rachenwand rückverlagert	p, t, k, g, s, sch, ch (beide Formen), r, ng → Ersatzgeräusche
6	In die Kehle rückverlagert	f, t, k, s, sch, j, r → Ersatzgeräusche

Abb. 8: Die Artikulationszonen: Normale und rückverlagerte Lautbildung

In der deutschen Sprache werden die Sprachlaute innerhalb von vier Artikulationszonen gebildet (s. Abb. 8, S. 28). Grob eingeteilt unterscheidet man zwischen
1. der Zone der Lippen oder Lippen-Zähne (/m, b, p, f, w/),
2. dem Zahndamm (Bereich direkt hinter den Zähnen) (/t, d, s, l, n/),
3. dem harten Gaumen (/ch, sch, j/) und
4. dem Gaumensegel (/k, g, ch, r, ng/).

Kinder mit einer Fehlbildung am Gaumen und/oder -Segel verlagern die Bildung der Laute nach hinten in den Gaumensegel-, Rachen- oder Kehlbereich. Man nennt dies eine „**Rückverlagerung der Laute**". Z.B. wird ein /t/ durch die Rückverlagerung der Zunge plötzlich ähnlich wie ein [g] ausgesprochen. Bei Lauten, die sowieso schon weiter hinten am Gaumen gesprochen werden, z.B. /k/, wird es komplizierter: Es wird durch ein Stoßgeräusch ersetzt, welches **im Rachen** gebildet wird. Die Lautbildung wird demnach hinter den Ort der Fehlbildung (z.B. Spalte im Gaumensegel) rückverlagert. Laute, die normalerweise durch eine Reibung erzeugt werden, z.B. /r/ und /sch/, werden auch weiterhin als Reibelaute gebildet, sie werden nur so rückverlagert, dass Geräusche in der Kehle entstehen.

Das Sprechen von rückverlagerten Lauten ist eine **eingeschliffene Angewohnheit**, welche meist bei denjenigen Kindern entsteht, die wissen, dass sie die eigentlichen Laute nicht richtig aussprechen können. Man sagt, die Kinder haben ein „Störungsbewusstsein". Diese Angewohnheit ist nur sehr schwer zu ändern und positiv zu beeinflussen. Es bedarf einer lange dauernden Sprachtherapie, wobei Schritt für Schritt vorgegangen werden muss. Die Gewohnheit muss durchbrochen und dem Kind ein neues Gefühl für seinen Mundinnenraum gegeben werden. Es muss lernen, die einzelnen Laute wieder an ihrer richtigen Position zu sprechen.

Stimmstörungen

Stimmstörungen können bei Kindern mit LKGS-Fehlbildung im gleichen Maße wie bei anderen Kindern auftreten. Die LKGS-typischen Merkmale, wie z.B. nasaler Durchschlag, können jedoch als Mitursache für eine Stimmstörung gelten. Meist entsteht eine **Überforderung der Stimmlippen**. Die Kinder zeigen Fehler bei der Bildung der Stimme, z.B. eine zu leise, verhauchte Stimme oder im Gegensatz dazu eine angespannte, zu laute Stimme. Es können sich Knötchen auf den Stimmlippen bilden, oder es kann sich eine Heiserkeit entwickeln. Aufgrund der Luftflucht durch die Nase bauen die Kinder kompensatorisch eine **zu starke Sprechatemkraft** auf, die sich ungünstig auf die Stimmlippen auswirkt. Die Kinder pressen quasi die Luft durch die Stimmritze und überbeanspruchen diese. Sprechen die Kinder über einen längeren Zeitraum in diesem Maße, kommt es zu einer Heiserkeit, die chronisch werden kann.

Grimassieren

Grimassieren bedeutet, dass Kinder mit LKGS-Spalte automatisch (als Reflex) versuchen, das Luftentweichen durch die Nase beim Sprechen zu verhindern. Dies tritt besonders bei Kindern auf, die – obwohl sie nicht operiert waren – schon über eine lange Zeit hinweg sprechen konnten oder die mit ihrem Gaumensegel keinen velopharyngealen Verschluss bilden können.
Sie versuchen durch Verziehen des Gesichtes, wie z.B. **Nase rümpfen, Anheben der Oberlippe oder Stirn runzeln**, mit großer Muskelanspannung den Verschluss zu erzwingen. Der Resonanzraum der Nase soll verkleinert werden, was jedoch nicht gelingt.
Besonders gut kann man diese Verhaltensweise bei Zischlauten wie /sch/, /ks/, /ts/, /tsch/, aber auch beim einfachen scharfen /s/ erkennen. Das Grimassieren (Fachsprache: **Mimische artikulatorische Mitbewegungen**) tritt meist bei Kindern auf, die schon hören, dass sie anders sprechen als andere. Auch wenn sie von den Eltern oder älteren Geschwistern zum „Richtig-Sprechen" ermahnt bzw. aufgefordert werden, versuchen die Kleinen ihre Unfähigkeit mit Zwang und Druck zu überwinden. Hält diese Verhaltensweise über einen längeren Zeitraum (ein paar Monate oder länger) an, so kann es zu Verspannungen im Hals- und Kopfbereich kommen, die sich wiederum negativ auf die Gesamtverfassung des Kindes auswirken. Länger währendes Grimassieren schleift sich schnell als konstante Verhaltensweise ein und lässt sich nur schwer therapieren. Daher möchte ich Ihnen ans Herz legen, schon bei ersten Anzeichen eines Grimassierens zu einer Sprachtherapeutin Ihres Vertrauens zu gehen. Auch wenn Sie sich nicht sicher sind: Gehen Sie lieber einmal zu früh als zu spät!

Fehlhören von Lauten

Wie schon im vorigen Kapitel ausführlich beschrieben, kann sich beim Kind mit LKGS-Fehlbildung eine Schallleitungsschwerhörigkeit ausbilden. Schon bei einer mittelgradigen Schallleitungsschwerhörigkeit hören die betroffenen Kinder leise Töne und tief klingende Laute sehr schlecht. Wortenden (unbetonte Silben) werden nur schwer oder gar nicht verstanden. Demnach hören manche Kinder mit LKGS-Spalte Wörter falsch und geben sie daher auch falsch wieder. Sie können Probleme beim Erkennen, Vergleichen und Behalten von Lauten oder Wörtern aufzeigen, was man fachlich als **„eingeschränkte auditive Differenzierungsfähigkeit"** bezeichnet (auditiv = aufs Hören bezogen).
Es ist somit immer zu klären, in welcher Ursache die Auffälligkeiten beim Sprechen begründet liegen.

Bis hierhin wurden alle Auffälligkeiten bzw. Störungen aufgelistet und erläutert, die typischerweise bei Kindern mit LKGS-Fehlbildung auftreten. In dieser kompakten Zusammenfassung hört sich das natürlich ganz schrecklich an. Ich möchte hiermit aber noch einmal klar herausstellen, dass es sich hier um **Möglichkeiten** handelt, die ein Kind betreffen **können**. Ihr Kind muss dies nicht automatisch alles durchmachen, nur weil es eine LKGS-Spalte hat. Ich möchte Sie auch nicht ängstigen, was jetzt noch alles auf Sie zukommen wird. Ich bin jedoch davon überzeugt, **dass eine umfassende Aufklärung von Eltern, wie auch Ihnen, es ermöglicht, viele Auffälligkeiten vorbeugend erst gar nicht entstehen zu lassen. Und das ist ein Ziel, welches wir gemeinsam verfolgen sollten: alle Eltern, Ärzte und Therapeuten – den Kindern zuliebe!**

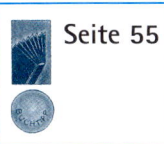 Seite 55

Was kann ich für mein Kind tun?

Jetzt wissen Sie schon einiges über die Auffälligkeiten und Probleme, die bei Ihrem Kind auftreten können und worauf Sie Ihr Augenmerk richten sollten. Nun fragen Sie sich sicherlich, was Sie persönlich für Ihr Kind tun können, wie Sie ihm helfen und es fördern können.

Alles eine Einstellungssache!

Zuerst möchte ich Ihnen sagen: Sie helfen ihm schon jetzt, da Sie wieder etwas über LKGS-Fehlbildungen gelesen haben und wieder mehr wissen. Wenn ein Thema (z.B. Mittelohrentzündung) Sie besonders interessiert oder Sie unsicher sind, lesen Sie nach, sammeln Sie Wissen, werden Sie der persönliche Experte für Ihr Kind. Sie machen sich so unabhängiger vom Wissen der Ärzte und Therapeuten. Sie werden mehr Selbstbewusstsein erlangen und können mitreden. Lassen Sie sich nicht mit Aussagen in „Ärzte-Latein" abspeisen, bitten Sie um verständliche Erklärungen. Fordern Sie Krankenhaus-unabhängige Informationen an, z.B. von der Wolfgang Rosenthal Gesellschaft (s. Nützliche Adressen), und versuchen Sie, sich ein möglichst eigenständiges Bild vom momentanen Zustand Ihres Kindes zu machen. Vertrauen Sie Ihrem Instinkt und Gefühl, ob alles in Ordnung ist oder nicht. **Sie kennen Ihr Kind am besten!**

Wo lasse ich mein Kind behandeln?

Die meisten von Ihnen werden diese Entscheidung schon mindestens einmal hinter sich haben und hoffentlich mit dem Ergebnis und der Betreuung zufrieden sein. Aber auch für die Wahl der Therapeuten bzw. Ärzte gilt: Gehen Sie nicht zum Erstbesten!
Viele Ärzte und Therapeuten sind ungeübt in der Behandlung oder Betreuung von Kindern mit LKGS-Spalte. Das kann man ihnen aber auch nicht übel nehmen. Gerade in Städten ohne Universitätskliniken oder im ländlichen Bereich sind nur wenige vorbereitet, Kinder mit LKGS-Spalten umfassend zu behandeln.
Ihr erster Anlaufpunkt sollte die nächstgelegene Uni-Klinik mit ihrer Mund-Kiefer-Gesichtschirurgie sein. Suchen Sie ein **LKGS-Team** in Ihrer Nähe auf (Hinweise kann Ihnen die WRG geben). Der Vorteil von einem LKGS-Team ist, dass mehrere Spezialisten eng zusammenarbeiten, da sich ihre Fachbereiche **in einem Haus** befinden. Sie finden also Mund-Kiefer-GesichtschirurgIn, HNO-ÄrztIn, SprachtherapeutIn, PhoniaterIn, eventuell StillberaterIn und PsychologIn zusammen in einer Klinik.

Worauf sollten Sie achten?

Gibt es eine „Spaltsprechstunde", und wer ist daran beteiligt? Je mehr Disziplinen sich das Kind **gemeinsam und gleichzeitig** anschauen, umso direkter und einheitlicher ist der Austausch und die Entscheidungsfähigkeit des Teams. Sie müssen dann mit Ihrem Kind nicht von A nach B, jeder Arzt sagt etwas anderes und die Entscheidung liegt (mal wieder) bei Ihnen.

Gut ist ein Team, in dem jeder etwas zu sagen hat und Sie als Eltern auch zu Wort kommen.

Manchmal werden Sprachtherapeuten und HNO-Ärzte erst zu Rate gezogen, wenn das Kind in einem der Bereiche auffällig ist.

Dies ist aus organisatorischen Gründen oftmals nicht zu vermeiden. Besser ist aber, wenn ein Sprachtherapeut die Sprachentwicklung Ihres Kindes schon seit der Geburt mitverfolgen kann und Ihr Kind gegebenenfalls früh fördern kann.

Verlassen Sie sich wieder auf Ihr Gefühl. Finden Sie, dass Ihr Kind umfassend betreut wird? Wird auf Ihre Sorgen, Fragen und Ängste eingegangen? Scheuen Sie sich nicht, alles, was Sie beunruhigt oder verunsichert, anzusprechen! Fühlen Sie sich absolut unverstanden oder stimmen Sie gar nicht mit der Meinung der Ärzte bzw. Therapeuten überein? Dann überlegen Sie einen Klinikwechsel. Aber bitte mit Bedacht, denn ein häufiger Wechsel der betreuenden Ärzte oder Therapeuten schadet Ihrem Kind mehr, als es nützt.

Am besten ist es, wenn Ihr Kind von der Geburt an bis zum Erwachsenenalter in den Händen **eines** LKGS-Teams bleibt. Dieses Team kennt Ihr Kind dann besonders gut. Es weiß, wo es Schwierigkeiten gab, wo das Kind in seiner Entwicklung steht. Das Team kann über eine lange Zeit Behandlungsergebnisse auswerten und auf dieser Grundlage neue Entscheidungen, z.B. zu einer sprachlichen Förderung oder über eine Korrekturoperation, sorgfältig überlegt treffen. Wenn Sie sich zu einem Wechsel entschlossen haben, seien Sie bitte so mutig und legen Sie Ihren Entschluss dem alten Team dar. Nur so kann eine konstruktive Kritik zu einer Veränderung in der Arbeits- bzw. Betreuungsweise der Klinik führen. Denn diese ist natürlich auf die Zufriedenstellung ihrer Patienten bedacht.

Gute Teams arbeiten sehr eng mit Sprachtherapeuten außerhalb der Klinik zusammen. Sie können Auskunft über Sprachtherapeuten geben, die Erfahrung in der Förderung von Kindern mit LKGS-Fehlbildung haben. Vielleicht gibt es sogar eine Adressenliste oder eine direkte Überweisung?

Seien Sie nicht verunsichert! In der Praxis werden Sie wahrscheinlich nicht das perfekte Team finden. Uns bleibt nur die Möglichkeit, mit der **Forderung nach einer umfassenden Betreuung innerhalb einer Klinik**, die Notwendigkeit und Nachfrage darzulegen. Aber: **Nachfrage regelt bekanntlich das Angebot!**

Wie kann ich einer Sprechstörung vorbeugen?

Ganz wichtig ist: **Lassen Sie die Ohren und die Hörfähigkeit Ihres Kindes regelmäßig überprüfen,** am besten direkt nach der Geburt und dann alle 2-3 Monate im ersten Lebensjahr. Bei Kindern ab 12 Monaten sollte parallel zur Kontrolluntersuchung in der Klinik alle 6 Monate in das Ohr geschaut werden und bei Flüssigkeit (Erguss) im Mittelohr erst einmal konservativ (mit Medikamenten) oder auch operativ behandelt werden. Bei einer länger andauernden Mittelohrentzündung, bei Erguss oder immer wiederkehrenden Entzündungen muss durch eine Operation Abhilfe geschaffen werden. Dabei wird ein minimaler Schnitt in das Trommelfell gesetzt, die Flüssigkeit/der Schleim abgesaugt und ein sehr kleines Röhrchen (aus Kunststoff oder Edelmetall) in den Schnitt eingesetzt. Dieses **Paukenröhrchen** (PHP-Röhrchen) hat die Aufgabe, das Mittelohr wieder gut zu belüften und den sich noch bildenden Schleim nach außen ablaufen zu lassen. Das Trommelfell kann wieder uneingeschränkt schwingen und Ihr Kind wieder gut hören (s. Abb. 9, S. 35). Haben Sie den Eindruck, Ihr Kind höre plötzlich schlechter, so lassen Sie diesen Verdacht bei einem HNO-Arzt überprüfen. Scheuen Sie sich nicht, lieber einmal zu viel als zu wenig zum Arzt zu gehen! Somit legen Sie die Grundlage für eine normale Sprachentwicklung Ihres Kindes.

Wie kann ich persönlich mein Kind fördern?

Sie können Ihr Kind generell fördern, indem Sie möglichst vorsorglich denken. Halten Sie Ihrem Kind zuliebe alle Kontrolluntersuchungen in der Klinik ein und zögern Sie nicht, bei einer Auffälligkeit außerhalb der Vorsorgetermine zum Arzt oder Therapeuten zu gehen. Manchmal hilft auch schon ein einfaches Telefonat weiter und bringt Sicherheit! Seien Sie sensibel für Veränderungen bei Ihrem Kind! **Ganz wichtig ist aber eines**: Versuchen Sie, nicht überängstlich zu werden und in allem plötzlich eine Störung zu sehen! Dadurch werden Sie nie zur Ruhe kommen und auch Ihr Kind verunsichern.

Überfordern Sie Ihr Kind nicht oder ängstigen Sie es nicht, wenn es mal ein Wort nicht richtig versteht oder mal anders ausspricht! Die Aussprache von Kindern hängt in großem Maße auch von der Konzentration ab oder von der Tagesform. Ist es vielleicht gerade sehr müde oder aufgeregt? Wichtig ist, ein gutes Mittelmaß für sich zu finden und **nicht nur noch besorgt** um sein Kind zu sein! Denken Sie immer daran: Das Wichtigste für Ihr Kind ist, dass es das Gefühl von Ihnen erhält, über alles geliebt zu werden. Dass Sie es so lieben und respektieren wie es ist! Nur dann kann es sich unbeschwert entwickeln und glücklich sein. **Und ich glaube, dass dies das Wichtigste für uns Eltern ist, oder**?

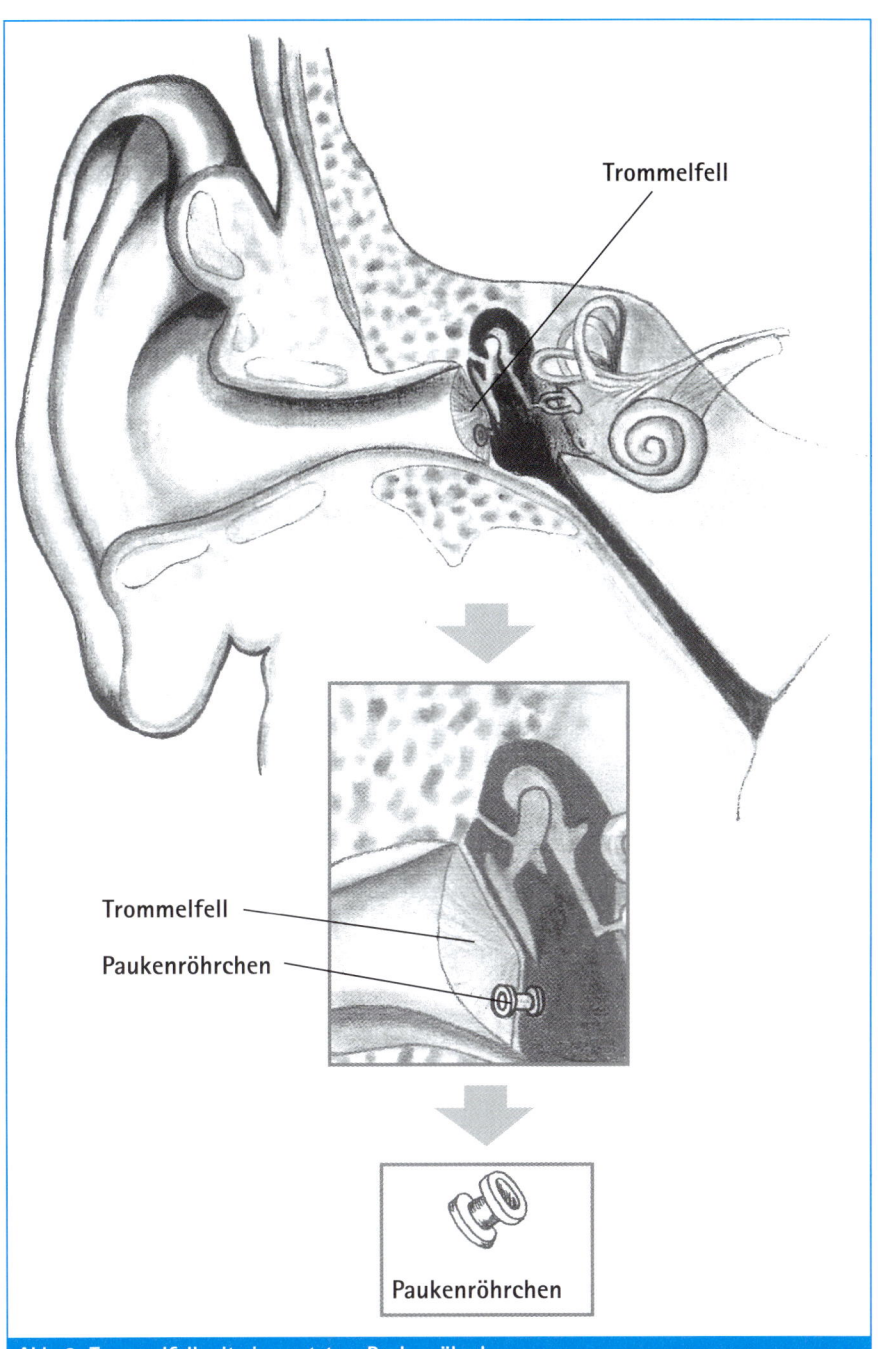

Trommelfell

Trommelfell
Paukenröhrchen

Paukenröhrchen

Abb. 9: Trommelfell mit eingesetztem Paukenröhrchen

Wie kann ich das Sprechen meines Kindes fördern?

Es gibt einige Möglichkeiten, wie Sie Ihr Kind in seiner Sprachentwicklung unterstützen können. Vor allen Dingen ist es wichtig, bei einem Kind mit einer LKGS-Spalte die Funktion seiner Mund- und Gesichtsmuskeln zu unterstützen und zu stimulieren.

Sie können allerdings nicht selbst eine Sprachtherapie bei Ihrem Kind durchführen. Überlassen Sie dies lieber ausgebildeten Fachleuten, die in der Lage sind, die individuellen Bedürfnisse Ihres Kindes genau einzuschätzen und es professionell zu fördern.

Die Hauptziele der Förderung

Die Hauptziele der sprachlichen Förderung sind:
1. Die **Wahrnehmung** des Kindes für richtige Sprechbewegungen anzuregen und die Sprechwerkzeuge wieder aufeinander abzustimmen,
2. einen ausgeglichenen **Atem** zu ermöglichen, die Nasenatmung anzuregen und die **Luftführung** beim Sprechen durch den Mund zu fördern,
3. die Empfindsamkeit, die Beweglichkeit und Kraft der **Lippen** zu stärken,
4. die **Zungen**beweglichkeit und Zungenruhelage zu verbessern,
5. das **Gaumensegel** (soweit organisch-bedingt möglich) zu aktivieren,
6. das **Gehör** zu fördern, um Laute differenzierter wahrnehmen zu können.

Im Weiteren werde ich Ihnen einige Fördermöglichkeiten und Spielanregungen an die Hand legen, die Sie im Alltag bei sich zu Hause durchführen können.

Sie sollten die Anregungen aber nicht als einen ‚Plan' ansehen, den es ‚abzuarbeiten' gilt.

Es liegt mir sehr am Herzen, dass die **Förderung spielerisch und mit Spaß** in den Familienalltag integriert wird. Am besten ist es, wenn Ihr Kind überhaupt nicht merkt, dass es gewisse ‚Übungen' macht! Zeigt Ihr Kind Abneigungen gegenüber Spielen, z.B. für die Zunge, zwingen Sie es nicht zum Mitmachen! Bieten Sie ihm die Spielmöglichkeiten in größeren Abständen immer mal wieder an. Vielleicht können auch Geschwister oder Oma/Opa mitspielen? Wichtig ist: **Es soll allen Beteiligten Freude machen und sie nicht unter Druck setzen!**

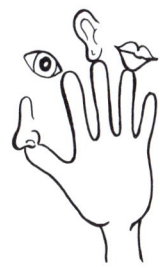

Spiele für die Wahrnehmung

Anhand der folgenden Spiele soll die Körperwahrnehmung des Kindes gefördert werden. Der Schwerpunkt wird allerdings auf die Berührungsempfindung besonders im Mund-Gesichtsbereich gelegt. Natürlich sind alle Spielmöglichkeiten förderlich, die unsere fünf Sinne anregen. Der Fantasie sind hierbei keine Grenzen gesetzt.

Förderspiele	Hinweise zur Durchführung	Materialien
Spürhund	unterschiedliche Gerüche riechen lassen; an Dingen aus dem Alltag riechen und dann erraten lassen; bei geschlossenem Mund „wie ein Hund schnüffeln"	Käse, Blumen, Parfum, Kaffee, Essig, Kräuter
Grimassen schneiden	mimische Muskeln anregen und ausprobieren lassen: z.B. vor dem Spiegel Grimassen schneiden, Gefühle mimisch nachahmen (ganz traurig, lustig, böse); lassen Sie Ihr Kind sich schminken oder schminken Sie sich gegenseitig, das macht die Haut sensibel und motiviert zum Grimassen schneiden	Spiegel, Mimix-Würfel, Mimikspiel von Nathan: Jeu de visages (Fotokarten)
Körperrätsel	Körper- und Gesichtsteile zeigen, spüren und benennen lassen: Kopf, Arme, Beine, Bauch, Ohren, Haare, Nase, Augen, Mund; bei einer Puppe in Handlung verbunden zeigen, bei Papa oder Mama zeigen, dann beim Kind selbst über Körperteile streichen oder sie behutsam drücken	mittelgroße Puppe
Gesichtsrätsel	Gesichtsteile zeigen: Augen, Nase, Mund, Zähne, Zunge; später neu einführen: Stirn, Wangen, Kinn, Augenbrauen, Nasenspitze, Oberlippe, Unterlippe, obere Zähne, untere Zähne, Zungenspitze; zeigen Sie die Gesichtsteile im Spiegel; <u>Variation:</u> Körperteile suchen: gegenseitig und am Spiegel,	ein großer Spiegel, in welchem das Kind sich und den Elternteil gut sehen kann und vor den man sich gemütlich hinsetzen kann

auf die Frage: „Wo ist ...?", es sich zeigen lassen und antworten: „Da!"

Frühlingsrolle

Körperspannung ausgleichen, den Körper erfahrbar machen; sich auf den Boden legen (möglichst auf harter Unterlage), die Arme lang über den Kopf strecken, die Beine gestreckt lassen, dann um die eigene Achse drehen; Variation: ‚Frühlingsrolle' wird erst an verschiedenen Stellen fest gedrückt, dann fertig in den ‚Teig' gerollt (gedreht werden)

Gesicht-Waschanlage

das Gesicht erfahrbar machen: Beim Gesichtwaschen (oder noch besser: beim Eincremen) die Bewegungen in Druck und Schnelligkeit variieren, beschreiben Sie, was Sie tun: „Jetzt kitzeln wir die Nase sanft!", „Ich drücke mal die Wange ganz fest!" oder „Ich tupfe auf die Lippen!"

dicke Creme, leichte Creme, weiche Babybürste, Federn, Pinsel, gekühlter oder angewärmter Löffel (zur Unterscheidung von warm und kalt)

Schönheitssalon

die Gesichtsmuskulatur sensibilisieren: Das Gesicht des Kindes wird geschminkt, mit selbstklebenden Punkten ‚geschmückt' oder ‚rasiert'

Creme, Rasierschaum, Rasierpinsel, Schminkstifte, Klebepunkte, Papiertücher zum Abschminken

Ich schmecke was, was du nicht schmeckst ...

unterschiedliche Geschmacksrichtungen ausprobieren lassen; verschiedene Dinge vom Finger, Löffel oder Untertasse ablecken und Geschmacksrichtungen benennen lassen; was schmeckt am besten? Variation: Geschmack nur beschreiben und der andere muss raten, um welche Nahrung es sich handelt

Brausepulver (sauer), Eiscreme oder gefrorener Joghurt (kalt), Schokosirup oder Pudding (süß), Salatdressing oder Ketchup (würzig), Essig, Senf, Zucker

Förderspiele	Hinweise zur Durchführung	Materialien
Heiß oder kalt?	die Zunge unterschiedliche Temperaturen spüren lassen: Streichen Sie Ihrem Kind mit einem Eiswürfel (aus Saft besonders lecker!) oder mit einem erwärmten Löffel über die Zunge; die Nerven innerhalb der Zunge werden so sensibilisiert	Eiswürfel, erwärmter Löffel
Mund-Detektiv	mit der Zunge Formen ertasten (Stereognosefähigkeit fördern); zeigen Sie Ihrem Kind verschiedene rohe Nudelsorten und lassen Sie es die Nudel nur mit der Zunge innerhalb des Mundes ertasten und erraten, bzw. zuordnen (wie Memory)	lustige Nudelsorten: Spiralnudeln, Farfalle, Sternchen, Buchstabennudeln; geht auch mit ausgeschnittenen Formen aus Apfelstückchen oder Möhren
Zungenmalen	ein Wattestäbchen mit Wasser verdünntem Mundwasser tränken. Vorsicht: Nicht zu scharf machen! Damit auf die herausgestreckte Zunge eine Form malen, die dann erraten werden soll. Tipps: Haus, Tannenbaum, Dreieck, Kreis, Kreuz; bzw. Zahlen, Buchstaben (bei Schulkindern)	Wattestäbchen, Wasser, Mundwasser
Piekser zählen	jeder Spieler erhält einen Zahnstocher und piekst ganz leicht, z.B. viermal, auf die herausgestreckte Zunge. Der andere muss raten, wie oft gepiekst wurde	Zahnstocher
Körperkuchen backen	um die Körperwahrnehmung zu fördern: Das Kind spielt den Kuchenteig, der Erwachsene den Bäcker. Das Kind liegt mit dem Rücken auf dem Boden, Augen geschlossen. Der Bäcker knetet sanft den Kuchen von oben bis unten durch, rollt ihn mit dem Ball ab und pinselt Verzierungen auf z.B. nackte Arme, Beine, Gesichtshaut. (Auch gegenseitig durchführbar; auf Empfindungen des Kindes achten!)	Massageball oder normaler kleiner Ball, großer Pinsel

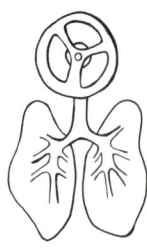

Spiele für die Atmung und die Luftstromlenkung durch den Mund

Ziel der Förderung ist es, die Atmung und die Stimme zu harmonisieren. Es soll einer Verspannung der oberen Luftwege vorgebeugt werden. Die Hauchübungen sollen dem Kind helfen, möglichst wenig Druck beim Sprechen auszuüben und auch leise, vorsichtig und mit wenig Sprechluft die eigene Stimme auszuprobieren. Dies ist zudem ein Ansatzpunkt, die Hypernasalität des Kindes zu verbessern und der Überbeanspruchung der Stimmbänder vorzubeugen.

Wichtig ist hierbei, dass Ihr Kind von Ihnen dazu gebracht wird, behutsam zu hauchen und es lernt, dass man mit wenig Luft schon Dinge bewirken kann, z.B. ein Fenster beschlagen zu lassen.

Diese Übungen dienen dazu, dem Kind seine Atemwege bewusst werden zu lassen. Die Luftführung durch den Mund wird hierbei gefördert.

→ ACHTUNG! Wichtiger Hinweis:

Diese Fördermöglichkeiten sind unter Fachleuten umstritten.

Wenn diese Übungen unsachgemäß durchgeführt werden, kann sich die Hypernasalität sogar bei Ihrem Kind verstärken! Bei Kindern mit noch unoperiertem Gaumen und Gaumensegel dürfen die Übungen generell nicht durchgeführt werden!

Das Problem ist Folgendes: Es kann bei den Fördermöglichkeiten zu genau dem gegenteiligen Effekt kommen, wenn man das Kind z.B. in ein Blasinstrument mit viel Luftdruck pusten lässt. Wenn ihm dies nicht richtig gelingt, wird es noch mehr Luft verwenden und mit noch stärkerem Druck versuchen, z.B. Töne klingen zu lassen. Es kann aber die Luftflucht durch die Nase nicht verhindern, so dass es versuchen wird, durch Verkrampfung und Überanstrengung sein Ziel zu erreichen.

Wir haben dadurch leider nur erreicht, dass unser Kind frustriert ist, seinen Körper verspannt, grimassiert, die Luft weiterhin durch die Nase presst und das Gaumensegel eher behindert wird als in seiner Funktion gestärkt.

Manche Sprachtherapeuten verzichten sogar ganz auf diese Übungen und verlegen ihren Schwerpunkt auf die Förderung des Gaumensegels. Oft kann danach die Luftstromlenkung als Übung überflüssig werden.

Ich persönlich habe gute Erfahrungen mit den Luftstromlenkungsübungen gemacht, wenn man sie behutsam in die Sprachtherapie einfließen lässt. Ich möchte sie Ihnen daher nicht vorenthalten. Allerdings ist mir sehr daran gelegen, Ihnen ans Herz zu legen, diese Übungen nur in Absprache mit Ihrem Sprachtherapeuten zu Hause durchzuführen. Er bzw. sie kann Ihnen genau sagen, welche Übungen für Ihr Kind schon durchführbar sind. Am besten wirken diese Fördermöglichkeiten nämlich dann, wenn sie nur noch zur Unterstützung eingesetzt werden können, sozusagen als Verinnerlichung. Das bedeutet aber, dass Ihr Kind schon in der Lage sein sollte, die Ausatemluft durch den Mund zu lenken!

Wichtig ist, dass das Kind zuerst mit geschlossener Nase leicht bläst, damit die Ausatemluft automatisch durch den Mund strömt und das Kind merkt, wie sich dies anfühlt. Wenn das schon funktioniert, kann auf ein Nasezuhalten verzichtet werden. Dies gilt für alle folgenden Übungen.

Förderspiele	Hinweise zur Durchführung	Materialien
Hände wärmen	dem Kind in die Hand hauchen und es Wärme spüren lassen, es selber hauchen lassen. Spielidee: „Brrr ist das kalt, wir müssen unsere Hände wärmen." (auch gegenseitig durchführbar)	
Nasenbär	in die Handflächen ausatmen, Luftstrom im Mund oder in der Nase fühlbar machen: Luft durch den Mund ausatmen lassen, indem Nase zugehalten wird; durch die Nase aus- bzw. einatmen, dabei linkes oder rechtes Nasenloch zuhalten	
Hokus Pokus	Spiegel oder Fensterscheibe behauchen, dabei lange aushauchen lassen; dem Kind spielerisch zeigen, dass die Fensterscheibe beim Behauchen beschlägt, darauf mit dem Finger malen lassen: Spiegelbild wegzaubern; Variation: h, h, h, h... hecheln wie ein Hund	Spiegel oder Handspiegel, Fensterscheibe
Kühler Wind	Essen, Kakao, Tee (leicht!) kalt blasen; dem Kind vormachen und dann gemeinsam ausführen	warmes Essen und Getränke

Förderspiele	Hinweise zur Durchführung	Materialien
Feder flieg!	leichte Dinge durch leichtes Blasen bewegen oder verändern: Federn fliegen lassen, Mehl aufstäuben, Papierschnipsel und Krümel wegblasen, Kerze ausblasen oder flackern lassen, Wattebäusche vom Tisch blasen, Luftschlangen anblasen	kleine bunte Federn, Papierschnipsel, Krümel, Kerze, Mehl, Wattebäusche, Luftschlangen
Wind-Test-Gerät	verschiedene, etwas schwerere Dinge durch Blasen bewegen oder fliegen lassen; es soll zwischen leichtem Blasen und Blasen mit mehr Luft unterschieden werden: Wo brauche ich mehr Luft? Wobei darf ich nur ganz leicht blasen?	leichte Dinge: s.o.; zusätzlich: kleine Plastikbälle (Tischtennis), Erbsen, Papierknäuel, kleine Windräder
Mundfußball	zielgerichtetes Blasen verschiedener Materialien, z.B. Torblasen: Dinge durch ein Tor aus Bausteinen (oder anderem Material) blasen; Abstand der Torpfosten nach und nach verringern	kleine bunte Federn, Wattebäusche, kleine Plastikbälle; kleine, sehr leichte Plastikautos (Überraschungsei)
Blaskapelle	erstes Ausprobieren von Musikblasinstrumenten, welche nicht viel Luftdruck benötigen; darauf achten, dass der Mund des Kindes das Mundstück der Pfeife vollständig umschließt und keine Luft seitlich entweicht; lange Töne: „tuuuuuuuuuut" und kurze Töne: „tut, tut, tut, tut, tut..." ausprobieren (VORSICHT vor ÜBERFORDERUNG!!)	Pfeife, Babytrompete (z.B. von Ambi, Battat oder Beaded besonders geeignet, da kaum Luftdruck benötigt wird, um Geräusche damit zu erzeugen), Kazoohelikopter
Blasen-Zauber	zielgerichtetes Blasen; unter Hilfestellung Seifenblasen erzeugen lassen, evtl. größere Ringe benutzen; Schwierigkeit: funktioniert nur, wenn leicht geblasen wird	Pustefix, Zauberbär, Blasenpfeife

| --- | --- | --- |
Strohhalm-Schaumbad	mit einem Strohhalm in Wasser blasen: Nase erst geschlossen halten, dann offen; in Seifenwasser blasen und ein „Schaumbad" machen, Wasser in der Badewanne oder im Becher zum „Tanzen" bringen	Wasser, Seifenschaum, Zahnputzbecher
Saug-Monster	durch Strohhalm saugen; verschiedenste Getränke mit einem Strohhalm trinken lassen; dickes Röhrchen verwenden; alles Mögliche ansaugen lassen	Strohhalm mit größerem Durchmesser
Elefanten-rüssel	verschiedene Gegenstände mit einem Strohhalm anblasen und bewegen: zuerst mit geschlossener Nase, dann mit offener. Wichtig: Der Strohhalm soll genau in der Mitte der Lippen gehalten werden und nicht nach links oder rechts zur Spaltseite hin verschoben, da eine zentrale (zur Mitte hin gelenkte) Luftstromführung angebahnt werden soll	Strohhalm, ganz leichte Dinge wie z.B. kleine bunte Federn, Tischtennisball, Papierschnipsel, Krümel, Wattebäusche
Blasebild	durch vorsichtiges Blasen einen Farbklecks aus Wasserfarbe auseinander blasen; entsteht vielleicht ein Tier, wenn man noch Beine und Schwanz dazu malt?	Tuschkasten mit Wasserfarben, Pinsel, Strohhalm, Stifte, Papier

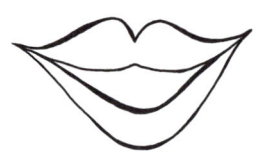

Spiele für die Lippen

Die Oberlippe kann durch Narben in ihrer Beweglichkeit eingeschränkt sein. Dadurch übernimmt die Unterlippe häufig die Aufgabe der Oberlippe mit. Die Fördermöglichkeiten für die Lippen sollen dem entgegenwirken und die weiteren Ziele verfolgen:

- die Oberlippe beweglicher zu machen,
- einen Mundschluss zu erreichen,
- die Lippenmuskulatur zu stärken und
- die Lippen sensibler zu machen für Empfindungen und ihre eigenen Bewegungen.

Förderspiele	Hinweise zur Durchführung	Materialien
Kussmund-Künstler	Lippen spitzen, Küsschen geben, „Fischmäulchen"	Papier, Lippenstift
Schlecker-mäulchen	Kochlöffel, Honig- oder Marmeladenlöffel ablecken lassen; Brei o.Ä. auf die Oberlippe tupfen und ablecken lassen	Rührbesen, Löffel, Brei, Pudding etc.
Frosch	Lippen breit ziehen: „Wie sieht ein Frosch aus?" <u>Variation</u>: in dieser Position verharrend sprechen oder singen	
Lippen fangen	Oberlippe über die Unterlippe legen und umgekehrt: die Oberlippe fängt die Unterlippe und umgekehrt; wer kann es am schnellsten? Am Spiegel dem Kind nachhelfen; <u>Variation</u>: Ur-Opa-Sprache: in dieser Lippen-Position sich gegenseitig Witze erzählen oder über etwas berichten	Spiegel, in dem man sich gemeinsam betrachten kann
Fisch-mäulchen	Lippen zu Schnute formen und auf und zu bewegen; Vorstellung: Wir sind Fische im Meer: Wie macht ein Fisch?	evtl. am Spiegel zusammen spielen
Frühjahrsputz	Lippen rundherum ablecken: „Die Zunge putzt die Fenster."; z.B. saure Brause auf die Lippen des Kindes geben und	saure Brause

Förderspiele	Hinweise zur Durchführung	Materialien
	ablecken lassen (fördert gleichzeitig den Geschmackssinn)	
Kitzel-Kazoo	in Kazoo Laute sprechen lassen, dass die Lippen vibrieren und kitzeln	Kazoo (sprich: Kasuh): in Spielzeugabteilungen zu finden, billig, ähnlich wie Tute
Flatter-Pferd	Lippen flattern lassen ohne Stimme „Wie macht ein Pferd?" Hinweis, es geht besser, wenn die Lippen etwas angefeuchtet sind; zuerst die Nase zuhalten, dann es mit offener Nase versuchen; Variation: mit der Stimme wie ein Pferd schnauben	
Brüder Schiefmund	Hans Schiefmund spricht mit zur rechten Seite verschobenen Lippen, Peter Schiefmund mit nach links verschobenen Lippen; was haben sich die beiden wohl zu erzählen? Auf jeden Fall etwas Lustiges, so wie die beiden dabei aussehen	
Spaghetti-aufzug	Lippenbeweglichkeit fördern, indem z.B. Spaghettis oder Lakritzschnecken nur mit den Lippen in den Mund befördert werden (fördert gleichzeitig auch den Geschmackssinn); auch als Wettspiel	Salzstangen, Lakritzschnecken, Spaghettis
Oberlippen-bagger	Oberlippe kräftigen: Stift oder Strohhalm zwischen die Oberlippe und die Nase klemmen, indem eine „Schnute" gemacht wird	Bleistift, dicker Strohhalm
Lippendieb	Lippenkraft stärken: Gegenstände zwischen den Lippen festhalten (ohne Zuhilfenahme der Zähne); als Wettspiel: sich gegenseitig etwas aus den Lippen stibitzen	zuerst leichte dicke Dinge wie Korken, dann dünne wie Strohhalme; später schwerere wie Bleistift oder Federhalter

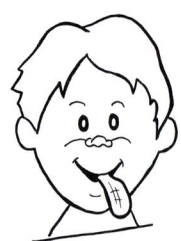

Spiele für die Zunge

Mit diesen Fördermöglichkeiten soll der Zunge eine gute Orientierung im Mundinnenraum ermöglicht werden. Verspannungen im hinteren Teil der Zunge werden gelockert und eine schlaffe Zungenspitze wird wieder aktiviert. Eine zurückverlagerte Zunge wird nach vorne orientiert. Eine vorverlagerte Zunge, z.B. zwischen den Vorderzähnen, soll wieder ihre normale Ruhelage hinter den Schneidezähnen im Mundraum finden. Die Zunge soll in ihrer Beweglichkeit, Schnelligkeit aber auch Wahrnehmungsfähigkeit gestärkt und gefördert werden. Sie wird somit an die Lagen der verschiedenen Artikulationsstellen gewöhnt.

Förderspiele	Hinweise zur Durchführung	Materialien
Frau Neugierig	Zunge zu Kinn und Nasenspitze strecken: „Zunge guckt aus ihrem Haus heraus, zum Himmel und zum Boden." Auch als Wettspiel: Wer hat die längste Zunge?	
Aufwachen!	Zunge von einem Mundwinkel zum anderen führen: Wecker klingelt: nachahmen, stimmlich unterstützen	
Scheibenwischer	mit der Zunge rundherum die Lippen ablecken: Lippen mit Marmelade, Schokocreme etc. betupfen und ablecken lassen (Wichtig: Anschließend die Zähne putzen!)	Marmelade, Schokocreme etc.
Kauen fördern	Nahrungsmittel geben, welche zum Beißen und Kauen auffordern	Obststücke, Karotten, Nüsse, Brötchen, Brezel, eingelegte Gurken, Trockenfrüchte
Zungentablett	eine kleine Nuss (o.Ä.) wird auf die Zunge gelegt und aus dem Mund heraus und wieder hinein nach links und rechts balanciert. Wer kann die Nuss am längsten auf der Zunge halten?	Nuss, Rosine, kleine Nudel etc.

Förderspiele	Hinweise zur Durchführung	Materialien
Zunge fangen	die Zunge drückt eine Beule von innen durch die Wange, dabei den Mund geschlossen halten. Der andere muss die Zunge von außen mit dem gestreckten Zeigefinger fangen, indem er die Beule berührt	zusammen als Wettkampf spielen: Wer zieht die Zunge so schnell zurück, dass der andere sie nicht fangen kann?
Zähne begrüßen	mit der Zungenspitze die oberen Zähne von unten her berühren; zuerst wahllos hin und her und kreuz und quer; dann nacheinander jedem einzelnen Zahn „Guten Tag!" sagen	
Zungenhafter	mit der Zunge Essbares ohne Zuhilfenahme der Hände aufnehmen; <u>Wettspiel</u>: Wer hat zuerst alle Teilchen in seinen Mund befördert? Gesteigerter Schwierigkeitsgrad: mit der Zunge Essbares aufnehmen, ohne dass die Unterlage nass wird!	Haferflocken, Schokostreusel, Liebesperlen, kleine Stückchen Salzstangen, Smarties
Frühjahrsputz	„Die Zunge putzt die Fenster von außen bzw. innen." Mit der Zunge von außen bzw. innen an den Zähnen entlanggehen	evtl. am Spiegel vormachen
Zungenangel	aus einem Baumwollfaden eine große Schlaufe knoten und am unteren Ende einen Magneten befestigen. Die Schlaufe wird über die Zungenspitze gehängt. Nun können z.B. mit Büroklammern versehene Bildkarten (Fische etc.) geangelt werden	Baumwollfaden ca. 25 cm lang, Magnet z.B. aus einem Angelspiel
Zungenschnalzen	Wettspiel: Wer kann ein Lied erraten, wenn es nur geschnalzt wird?	

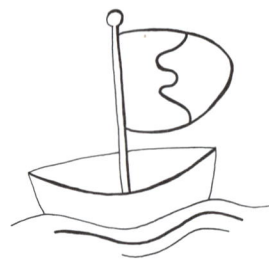

Förderung des Gaumensegels

Diese Förderspiele zielen alle darauf ab, das Gaumensegel zu aktivieren und die Ringmuskulatur so weit wie möglich zu kräftigen und beweglich zu erhalten. Alle Fördermöglichkeiten wirken indirekt über Körperspannung und Druck oder Zug.

Das Kind kann sein Gaumensegel nicht willentlich anheben oder absenken. Durch gewisse Körperbewegungen passiert dies allerdings ganz automatisch. Diese Bewegungen wollen wir nutzen, um das Gaumensegel zu aktivieren und zu stimulieren. Dies ist eine tolle Sache, da das Kind unbewusst sein Gaumensegel trainiert und davon gar nichts merkt!

Förderspiele	Hinweise zur Durchführung	Materialien
Elefantentanz	ohne Schuhe auf den Fersen gehen oder kräftig aufstampfen; wie ein Elefant durch den Urwald marschieren, Variation: Wer erfindet einen Elefantentanz?	
Schubkarren-Wettrennen	auf ausgestreckten Armen abstützen, der andere nimmt beide gestreckte Beine in die Hände und lässt seine „Schubkarre" fahren	4 Mitspieler (oder einfach zu zweit abwechselnd „fahren")
Pfeile werfen	falls möglich, Pfeile auf eine Zielscheibe werfen oder Bälle einander zuwerfen bzw. auf ein Ziel (z.B. Pyramide aus Joghurtbechern) werfen; es geht um das Werfen an sich	Pfeile und Wurfscheibe, Bälle verschiedener Größe und Schwere
Fersensitz	kniend auf den Fersen sitzen, dabei Schuhe ausgezogen lassen; möglichst viele Aktivitäten (z.B. am niedrigen Couchtisch) in dieser Sitzposition ausführen. Darauf achten, dass das Kind gerade und wirklich auf seinen Fersen sitzt	

| --- | --- | --- |
Tauziehen	ein Seil o.Ä. an beiden Enden festhalten und versuchen, sich gegenseitig über eine Linie/Markierung zu ziehen → Zug senkt das Gaumensegel	Seil, Wasserschlauch, zusammengeknotetes Bettlaken etc.
Boxmeister	das Kind ist der Boxer, Sie sind der Trainer; schützen Sie sich mit einem dicken großen Kissen und lassen Sie den Boxmeister eine Runde trainieren. Achtung! Vorher abmachen, dass nur auf das Kissen geschlagen werden darf!	dickes großes Kissen
Zehenspitzen-Parcours	ein kleiner Hindernisparcours wird im Zimmer errichtet; die Strecke darf nur auf Zehenspitzen abgegangen werden (z.B. über einen Hocker steigen, um einen Stuhl herum, Slalom um Schuhe herum, auf einer Schnur entlang balancieren etc.); ohne Schuhe durchführen!	Wohnungs- und Alltagsgegenstände
Finger-abdruck-Detektiv	mit Fingerfarbe Daumenabdrücke (oder Zeigefinger) auf ein Blatt Papier drücken und später von anderen erraten lassen. Variation: Bilder aus Stempeldruck oder Kartoffeldruck	Fingerfarbe, Papier, evtl. Lupe
Luftballon-Akrobat	einen Luftballon (oder zwei im Wettspiel) aufblasen; versuchen, mit gestrecktem Zeigefinger den Ballon möglichst lange durch Antippen in der Luft zu halten	Luftballons

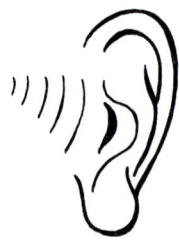

Hör- und Zuhörspiele

Die Förderung des Gehörs soll eine genauere Wahrnehmung von Höreindrücken erzielen. Das Kind soll Höreindrücke genauer unterscheiden lernen, um später auch ähnlich klingende Laute unterscheiden zu können.

Die Hörübungen lassen sich sehr gut in Wettspiele verpacken, wobei man Geräusche erraten oder nachmachen soll. Lassen Sie Ihr Kind verschiedenste Geräusche selbst erzeugen – das verstärkt sein Interesse und seine Aufmerksamkeit. Spielen Sie auch mit und erraten Sie Geräusche, die Ihr Kind produziert! Dabei muss sich immer einer der Mitspieler wegdrehen oder bekommt die Augen verbunden. Sie können auch Richtungsraten spielen, indem man in die Richtung zeigen muss, woher das Geräusch kommt. Steigern Sie erst langsam die Schwierigkeitsgrade des Geräusche-Ratens von anfangs wenigen unähnlichen bis später zu mehreren ähnlichen Geräuschen oder Lauten. Bieten Sie Ihrem Kind aber nicht mehr als 5 verschiedene Auswahlgeräusche an.

Förderspiele	Hinweise zur Durchführung	Materialien
Klang-Künstler	lauschen/horchen auf verschiedene Geräusche, Musikinstrumente; mit dem Kind zusammen Gegenstände nach ihrem Klang erkunden, Geräusche damit erzeugen und das Kind es selbst ausprobieren lassen	Schlüssel, Rassel, Pfeife, Tute, Spieluhr, Töpfe, Tasse, Löffel
Weckersuche	einen laut tickenden Wecker in einem Raum verstecken und ihn nur anhand seines Tickens suchen lassen; evtl. etwas nachhelfen durch „heiß"- und „kalt"-Tipps	Wecker, der schön laut tickt
Lieder raten	ein bekanntes Kinderlied wird im Takt geklatscht, geklopft oder geschnalzt: „Wer erkennt es zuerst?"	

Geräusche raten	spielerisches Unterscheiden von 2 unähnlichen Geräuschen: Geräusche erst einzeln vom Kind hören lassen, ihm dann bei geschlossenen bzw. abgewandten Augen ein Geräusch anbieten, es dann mit geöffneten Augen Gegenstand erraten, zeigen und nachahmen lassen	Rassel, Pfeife, Schlüssel, Tute, ein Fenster öffnen und schließen etc.
Geräusch-Detektiv	Erhöhen des Schwierigkeitsgrades: Unterscheiden von mehreren unähnlichen Geräuschen: Vorgehensweise wie beim Geräusche-raten-Spiel bereits angegeben; der „Geräusch-Kommissar" gibt vor, nach welchem Geräusch gefahndet werden soll, die „Geräusch-Detektive" versuchen, das gesuchte Geräusch zu entdecken	alle möglichen Dinge aus dem Haushalt sind zu verwenden: Wecker, Dosen mit Nudeln, Tassen, Töpfe; aber auch jegliche Musikinstrumente (s. Luftstromlenkung)
Geräusch-Reporter	das Kind möglichst unterschiedliche Alltagsgeräusche auf Kassette aufnehmen lassen und dann gemeinsam erraten	tragbarer Kassettenrekorder (mit Mikrofon)
Wo hat sich das „A" versteckt?	versuchen, den Vokal /a/ aus einer Lautreihe herauszuhören; z.B. m, l, r, a (unähnlich) und au, ei, a (ähnlich): das Kind versteckt seinen Kopf zwischen seinen Armen oder hält sich die Augen zu; bei „a" soll es den Kopf heben und schauen; es werden mehrere Laute hintereinander genannt	
Geräusche-Memory	in leere Filmdöschen jeweils Sand etc. füllen und unterscheiden lassen; mit vielen solcher Dosen lässt sich wunderbar Memory spielen	Filmdöschen, Sand, Erbsen, Steine, Wasser, Reis, Papierschnipsel
Urwald-stimmen	Tierstimmen nachahmen; evtl. durch Tierbilder unterstützen	Tierbilder

Grundlegende Hinweise
zur sprachlichen Förderung

An dieser Stelle möchte ich Ihnen zusätzlich noch ein paar Tipps geben, wie Sie Ihr Kind im alltäglichen Miteinander in seiner Sprachentwicklung unterstützen können. Manchmal sind es nur kleine Dinge, die aber eine große Wirkung erzielen.

Das Allerwichtigste ist: Sprechen soll Spaß machen!

- Sie unterstützen Ihr Kind am meisten, indem Sie seine Freude am Sprechen wecken und fördern! Zeigen Sie ihm, dass Sprechen eine tolle Sache ist! Wir können uns durch das Gesprochene anderen mitteilen und sagen, was wir wollen und was nicht. Wir können damit Gefühle ausdrücken. Wir können uns z.B. über vieles zusammen freuen oder jemanden aufmuntern, indem wir etwas Lustiges erzählen. Man kann also **mit dem Sprechen etwas bewirken**. Und sprechen kann sehr viel Spaß machen.
  Kinder haben immer dann Spaß, wenn sie selbst aktiv und kreativ sein können. Geben Sie Ihrem Kind Raum zur Eigeninitiative!

- Versuchen Sie doch einmal Sprechen nicht unter dem Druck des ‚Perfekt-Sprechens‘ zu sehen. Machen Sie sich doch mal wieder den Spaß, neue Wörter zu erfinden, in einer Geheimsprache zu reden, Wörter rückwärts auszusprechen oder immer das Gegenteil von dem zu sagen, was Sie eigentlich meinen. Reimen Sie munter drauf los oder erfinden Sie ganze Quatschgeschichten zusammen mit Ihrem Kind! So entsteht Spaß und Freude durch das Miteinander mit Ihrem Kind. Der spielerische Umgang mit der Sprache wird Ihr Kind dazu motivieren, selbst kreativ mit dem Sprechen umzugehen!

- Wenn ein Kind Fehler beim Sprechen von gewissen Lauten macht, neigen wir schnell dazu, den Fehler zu korrigieren. Hierzu eine Bitte: Verbessern Sie Ihr Kind nicht und sagen ihm nicht, dass es etwas falsch ausspricht. Denken Sie immer daran, dass Ihr Kind die falsch gesprochenen Laute (vielleicht) nicht richtig sprechen kann und dass es bei regelmäßiger Kritik ein Störungsbewusstsein aufbaut, was seiner allgemeinen Entwicklung nur schadet.
  Es gibt allerdings eine Methode der Rückmeldung, die von Ihrem Kind nicht negativ als ‚Verbesserung‘ empfunden wird. In der Fachsprache nennen wir diese **korrigierende Rückmeldung** (Corrective feedback).

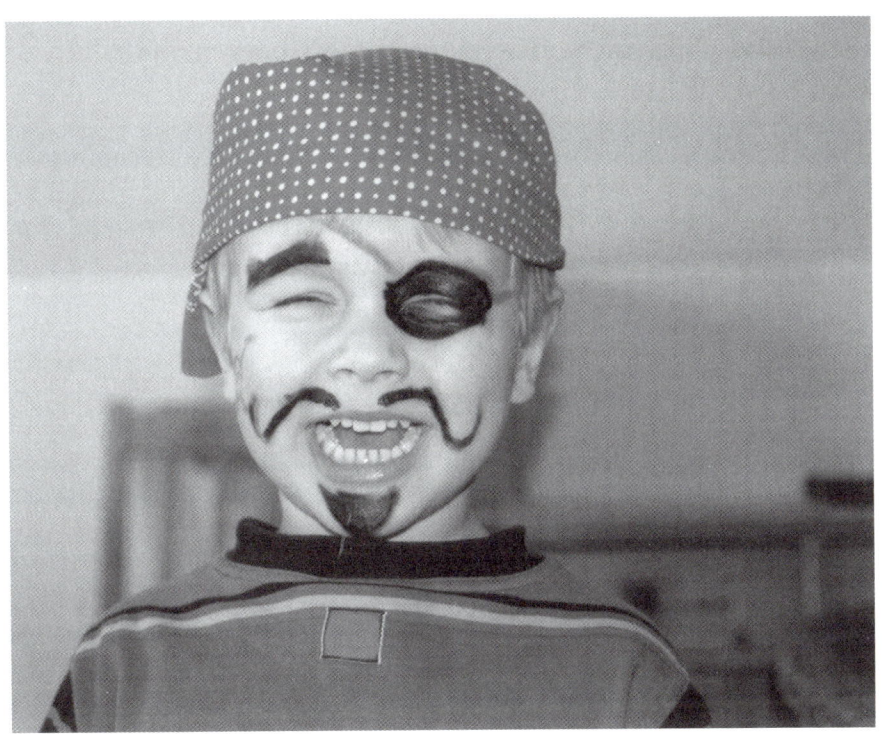

Der Trick ist folgender: Wiederholen Sie einfach das, was Ihr Kind gesagt hat: aber in korrekter Form. „Mama. Da is ein Fiss!" – „Oh ja, da ist ein Fisch!" oder „Ich mad Tatau!" – „Du magst Kakao? Hier bitte schön."
Das Kind hat somit den direkten Vergleich zwischen seiner und Ihrer Äußerung. Es wird sich nach und nach an Ihnen orientieren, ohne dass es sich kritisiert und abgelehnt fühlt. **Helfen Sie ihm, anstatt zu schimpfen**!

■ Schenken Sie Ihrem Kind Aufmerksamkeit, wenn es etwas erzählen möchte! Schalten Sie ruhig einmal Fernseher oder Radio aus, unterbrechen mal kurz Ihre Arbeit und widmen Sie sich in dieser kurzen Zeit ausschließlich Ihrem Kind. So vermitteln Sie ihm das Gefühl, dass Sie ihm wirklich zuhören. Legen Sie mehr Wert darauf, **was** Ihr Kind Ihnen erzählt und **nicht, wie** es dieses tut!

Was die Sprachentwicklung fördert oder hemmt

fördernd	hemmend
echte Kommunikationssituationen schaffen	zum Nachsprechen anhalten
„Korrigierende Rückmeldung"	korrigieren und kritisieren
Spaß an der Kommunikation fördern	das Kind anderen vorführen
zuhören, Blickkontakt halten, bestätigen	es beim Sprechen unterbrechen
gutes Sprachvorbild geben	ausschließliches Sprechen in Babysprache
auf den Inhalt hören	auf die Sprechweise achten und den Inhalt vernachlässigen

aus: M. Hasselmann: Damit ich besser sprechen kann. Wie Eltern ihre Kinder fördern können. Freiburg im Breisgau 1998

Bitte lassen Sie Ihr Kind nicht Wörter „sinnlos" wiederholen! Sobald es das Gefühl hat, etwas aufgedrängt zu bekommen, wird es sich nach und nach zurückziehen und sich überfordert fühlen. Wir nehmen den Kindern damit den Spaß und somit die Motivation zu sprechen. Wir müssen sie eher begeistern und ihre Neugierde wecken, neue Dinge entdecken zu wollen. Dies gilt auch ganz besonders für die Spiele bzw. Fördermöglichkeiten, die in diesem Ratgeber zu finden sind!

Wenn Sie sich unsicher fühlen, wenden Sie sich bitte an eine/n Sprachtherapeutin/en bzw. Logopädin/en in Ihrer Nähe. Dort werden Sie Hilfe und Unterstützung finden. Näheres zu Adressen und Literaturtipps finden Sie im nächsten Kapitel.

Ansonsten hoffe ich, dass Ihnen dieser Ratgeber auch wirklich „Rat geben" konnte!

Literaturtipps

Thema: Komplexe Behandlung

Honigmann, K. (1998): Lippen- und Gaumenspalten. Das Basler Konzept einer ganzheitlichen Betrachtung. Bern

Neumann, S. (^{2}2003): Frühförderung bei Kindern mit Lippen-Kiefer-Gaumen-Segel-Fehlbildung. Idstein

Wolfgang Rosenthal Gesellschaft (Hrsg., 1987): Heft 4: Geeignete Erstbehandlung der Hör- und Sprachstörungen bei Gaumenspaltträgern.

Thema: Auswirkungen einer LKGS-Spalte

Grzonka, M. A. / Koch, H. / Koch, J. (1998): Geeignete Erstbehandlung der Hör- und Sprachstörungen. In: Gesichter, 10. Jg., Heft 2, S. 2-6

Hildmann, A. (1997): Mögliche Hörprobleme bei Patienten mit "Lippen-Gaumenspalten". In: Spaltträger Forum, 9. Jg., Heft 3, S. 2-6

Masaracchia, R. (2005): Gespaltene Gefühle. Lippen-, Kiefer-, Gaumenspalten: Ein Elternratgeber. Zürich

Uhlemann, T. (1990): Stigma und Normalität. Kinder und Jugendliche mit LKG-Spalte. Göttingen

Thema: Sprechauffälligkeiten und Diagnostik

Neumann, S. (2001): Rhinophonie (Näseln). In: Grohnfeldt, M. (Hrsg.): Lehrbuch der Sprachheilpädagogik und Logopädie, Band 2: Erscheinungsformen und Störungsbilder. Stuttgart, S. 298-316

Neumann, S. (2002): Rhinophonie und LKGS-Fehlbildung: Diagnostik, Prävention und Evaluation. In: Grohnfeldt, M. (Hrsg.): Lehrbuch der Sprachheilpädagogik und Logopädie, Band 3: Diagnostik, Prävention und Evaluation. Stuttgart, S. 310-320

Wolfgang Rosenthal Gesellschaft (Hrsg., 2001): Heft 5: Informationen zur Sprachentwicklung und -behandlung

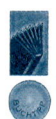

Thema: Sprachliche Förderung

Eggeling, V. (1992): Logopädische Betreuung von LKGS-Spaltträgern. In: Spaltträger Forum 3, S. 13-16

Hasselmann, M. (^{2}1999): Damit ich besser sprechen kann – wie Eltern Kinder fördern können. Freiburg im Breisgau

Neumann, S. (2003a): Rhinophonie und LKGS-Fehlbildung. In: Grohnfeldt, M. (Hrsg.): Lehrbuch der Sprachheilpädagogik und Logopädie, Band 4: Beratung, Therapie und Rehabilitation. Stuttgart, S. 336-349

Neumann, S. (2003b): Sprachliche Frühförderung bei LKGS-Fehlbildung. In: Bigenzahn, W.: Orofaziale Dysfunktionen im Kindesalter. Stuttgart, S. 52-58

Pighin, G. / Sillaber, M. (1993): Kinder lernen sprechen – Eine spielerische Sprachförderung. Kinder fördern von 0-6 Jahren. Augsburg

Wolfgang Rosenthal Gesellschaft (WRG): Heft 5: Informationen zur Sprachentwicklung und -behandlung

Wohlleben, U. (1998a): Grundzüge in der Behandlung von Säuglingen mit Lippen-Kiefer-Gaumenspalten. Forum Logopädie 3, S. 5-10

Wohlleben, U. (1998b): Logopädische Therapie von Patienten mit Lippen-Kiefer-Gaumensegelspalten. In: Böhme, G. (Hrsg.): Sprach-, Sprech-, Stimm- und Schluckstörungen, Band 2: Therapie. Stuttgart, S. 88-96

Nützliche Adressen und Veröffentlichungen

Broschüren:

- „Elterninformation: LKG-Spalten." Hrsg.: Interdisziplinärer Arbeitskreis der Deutschen Gesellschaften. Mainz
  (Broschüre liegt in diversen Universitätskliniken aus)

- „Laßt uns etwas Zeit - wie Kinder mit einer LKG-Spalte gestillt werden können." Herzog-Isler, Ch. / Honigmann, K. (Hrsg., 1996), Medela- AG Sonderausgabe. Kostenlos zu bestellen bei: Medela Medizintechnik GmbH & Co, Handels KG, Postfach 1148, 85378 Eching

- Wolfgang Rosenthal Gesellschaft e.V. (Adresse s. S. 60)
  Informationsreihe Lippen-Gaumen-Fehlbildungen:
  Heft 0: Selbsthilfevereinigung für Lippen-Gaumen-Fehlbildungen e.V. informiert ... : Organisation, Ziele und Aufgaben
  Heft 1: Informationen zur Erstbehandlung
  Heft 2: Informationen zur Entstehung – Prävention
  Heft 3: Informationen zu späteren operativen Korrekturen
  Heft 4: Geeignete Erstbehandlung der Hör- und Sprachstörungen
  Heft 5: Informationen zur Sprachentwicklung und -behandlung
  Heft 6: Grad der Behinderung
  Heft 7: Informationen für erwachsene Betroffene
  Heft 8: Informationen für Kinder mit einer Pierre-Robin-Sequenz
  Heft 9: Soziale Hilfen
  Heft 10: Ernährung des Babys
  Heft 11: Eltern-Kind-Beziehung
  Behandlungsausweis

  Die Informationsreihe ist für einen Unkostenbeitrag von 7,25 € in 5 x 1,45 Briefmarken bei der WRG zu bestellen.

Video:

- „Mit Spalte geboren. Born with cleft lip and palate"
  Video oder DVD, 25 min.
  Das Video zeigt Kinder mit verschiedenen Formen von Lippen- und Gaumen-
  spalten, die gestillt oder auf andere Weise ernährt werden

  Zu bestellen bei: Christa Herzog, Still- und Laktationsberaterin IBCLC, Stutz-
  rain 49, CH-6005 St. Niklausen Luzern, Schweiz.
  Tel./Fax: 0041-41-370 44 71, christa_herzog@yahoo.com, www.lkgstillen.ch

- „Die Sprachentwicklung meines Kindes. Sprechauffälligkeiten bei LKGS mög-
  lichst früh erkennen und angehen können."
  Video oder DVD, ca. 60 min.
  Das Video zeigt einen Vortrag von Sandra Neumann für Eltern und Selbsbe-
  troffene, aufgenommen bei einer Jahreshauptversammlung der Schweizer-
  Selbsthilfevereinigung LKGS.

  Zu bestellen bei: Sandra Neumann, neumann@cleftnet.de

Internetadressen:

- **www.cleftnet.de**
  Internetportal zur ausführlichen Information von Eltern und Selbstbetrof-
  fenen und auch ein Bereich für Ärzte und Sprachtherapeuten. Konzepte,
  Adressen und Sprechzeiten der behandelnden Kliniken, Informationen zu
  Embryologie, Erscheinungsbild, Sprechauffälligkeiten, Sprachdiagnostik und
  -therapie, finanzielle Versorgungsansprüche, Stillen von Kindern mit LKGS,
  Forum zum Austausch, Erfahrungsberichte, Literaturforum ...

- **www.lkg-selbsthilfe.de**
  Homepage der Selbsthilfevereinigung für Lippen-Gaumen-Fehlbildungen
  e.V.; Informationen Selbsthilfevereinigung, deren Aufgaben und Ziele, Kleines
  Lexikon zu medizinischen Fachbegriffen, Behinderungsbild, Fotogalerie, Broschüren, Termine, WRG-regional, Gästebuch etc.

- **www.lkg-initiative.de**
  Initiativkreis Lippen-, Kiefer-, Gaumenspaltbetroffene Würzburg e.V.

- **www.lkgstillen.ch**
  Still- und Ernährungsberatung für Kinder mit Lippen- und Gaumenspalten

- **www.lkg-ade.ch**
  Privater und unabhängiger Schweizer Internetauftritt zur Aufklärung über LKGS-Fehlbildungen

- **www.lkgs.net**
  Internetforum zu LKGS

- **www.widesmiles.org**
  umfangreiche Homepage der amerikanischen Selbsthilfevereinigung

- **www.clapa.mcmail.com**
  Selbsthilfevereinigung in England

- **www.llg.dk**
  Selbsthilfevereinigung in Dänemark

- **www.schisis.nl**
  Selbsthilfevereinigung in den Niederlanden

- **www.lgs.no**
  Selbsthilfevereinigung in Norwegen

Beratungsstellen und Verbände:

- dbs Deutscher Bundesverband der akademischen Sprachtherapeuten e.V.
  Goethestr. 16, 47441 Moers,
  Tel. 02841-988919, Fax -988914, E-Mail: info@dbs-ev.de
  www.dbs-ev.de

- Deutscher Bundesverband für Logopädie e.V. (dbl)
  Augustinusstr. 11a, 50226 Frechen
  Tel. 02234-379530, Fax -3795313, E-Mail: info@dbl-ev.de
  www.dbl-ev.de

Adressen von sprachtherapeutischen und logopädischen Praxen in Ihrer Nähe finden Sie im Telefonbuch und den Gelben Seiten, bei Krankenkassen, bei Ihrem Kinderarzt, den Sprachtherapeutischen Verbänden oder Erziehungs- und Familienberatungsstellen

Weiteres Informationsmaterial:

■ Selbsthilfevereinigung für Lippen-Gaumen-Fehlbildungen e.V.
Wolfgang Rosenthal Gesellschaft
Hauptstr. 184, 35625 Hüttenberg
Tel. 06403/5575, Fax 06403/926727
E-Mail: wrg-huettenberg@t-online.de
Die Zeitschrift „Gesichter" (ehemals „Spaltträger Forum") wird automatisch durch eine Mitgliedschaft abonniert, Broschüren und ausgewählte Artikel sind gegen eine kleine Spende dort zu erhalten.